「うつ」について

―現代の世界における薬物，診断，そして絶望―

ナシア・ガミー

菅原英世 訳

星和書店

On Depression

Drugs, Diagnosis, and Despair in the Modern World

by
Nassir Ghaemi, M.D., M.P.H.

Translated from English
by
Hideyo Sugahara, M.D., Ph.D.

Published by arrangement with Johns Hopkins University Press, Baltimore, Maryland, through Japan UNI Agency, Inc., Tokyo

凡例

一、本書はOn Depression. drugs, diagnosis, and despair in the modern world（The Johns Hopkins University Press Baltimore 2013）の邦訳である。翻訳にあたって、原書にあるAcknowledgments, Appendix, Notesは割愛した。

二、原文に二重引用符”“で示されたものは鍵括弧「　」で表示し、イタリックは原則傍点とした。

三、丸括弧（　）は、本文中のもの、または意味の補足のために加えたものを示した。

四、亀甲括弧〔　〕は訳者による追加または解説とした。

†目次†

まえがき

私は幸福についての本を書こうとした。しかし、私はこの主題に取り組みながら、もし私が絶望やなおうつ病についても書かなければ、そしてそれは必然的に躁病の議論を伴うが、そのようなことは出来ないとはっきり理解した。そのため、これはうつ病や双極性疾患を患うことが意味することと、絶望や幸福を経験することが意味することについての本である。私はこれらの議論の中で、私が間違っていると考えるいくつかの見解を批判している。そして、精神医学と心理学の実存主義の伝統から、特に彼らの知恵に耳を傾ける必要のあるそれらの思想家たちを探求している。

ニーチェは、血で書かれたものだけを愛すると言った。この本は、単に抽象的な意味ではなく、私が日々診察して治療しようとした人たちの、そして個人的にまたは本によって私に教えた人たちの、困難の中で得られ、そして血で書かれた数々の洞察による、うつ病と躁病の意味を発見しようとする試みである。

◉第Ⅰ部　入口

長年、わたしは不幸だった。意識してわざと・・・、その結果わたしは自らますます孤独になり、他人と関わることが少なくなった・・・。惨めさや、孤独や、無感動や、冷笑が、優越の目録の中身であったし、傲慢な「他人であること」の感覚を証明していた・・・。生き方やむしろ生きることの否認がそのような恐ろしい体の症状を生じるようになってはじめて、わたしは自分自身の内の憂鬱な何かに気付いていることが続かなくなった。手短に言うと、心臓がわたしに死の恐怖をもたらさなかったなら、わたしはなお大酒を飲んで皮肉を言い、怠けて無駄に時を過ごして、わたしは他の何ものよりも素晴らし過ぎると感じていたであろう。

サミュエル・ベケット

第一章　物静かな自暴自棄の生活

私たちの世界の最も顕著な特徴は、神が死んだということである。あるいは、少なくとも神は死んだかのようにみえる。おそらく、神は生命維持中である。または、神はかつての姿が防腐処置された形になった。あたかも生きているかのように。しかし、実際には死んでいる。ニーチェは、はっきりと、そしてもっとも有名に宣言した。神は死んだと。おそらく、真実は余り知られていないけれども、エマソンがその半世紀前に言ったことにより近いであろう。つまり、私たちはあたかも神が死んでいるかのように生活している。

多くの人々にとって、世界は平板で活気のない場所である。それは、絶望すべき、すでに死んだ、生きているふりをしている場所なのである。神が死んだということは、かつて人類を動かした精神的な鼓舞が次第に衰えて無くなったということである。神は単に信者達だけでなく、不信心のヴォルテールやメシア信仰のマルクスをも元気づけた。神は死んだ。それは、希望が死んだから、世界が無意味なものになったから、啓蒙の理想がガス（処刑）室の中で滅びたから。

一言でいえば、私たちは、何も正しくなく何も間違っていないポストモダンの世界に生きている。そして、そのような世界に対する正当な反応は絶望である。しかし、私たちのほとんどは絶望していない。何故なら、私たちは、この世がポストモダンで神が死んでいるということが何を意味するか分らないと思っているからである。実際には、私たちは良く知っている。世界はポストモダンであり、神は死んでいると。すなわち、私たちは私たちの知っていることに気が付いていないのである。

ある者は、西洋の精神を恣意的に三つの時代に分ける。プレモダン、モダン、ポストモダン、である。プレモダン時代には、神が生きていた。西洋では、イエス・キリストを信仰した。それはキリスト教世界の優勢を通してであり、それ以前はローマ、ギリシャや他の宗教の神々を通してであった。世界は、秩序と法、そして意味を持っていた。神から命じられる全ては、黙示録や神授王権を介して法律にされた書物を通して、人間に届けられた。これは、知的には人類のエデンの園だった。中世の世界は、ある者が論じるように、その後よりも知的にはずっと親切で優しい場所であった。

モダン時代は、ヨーロッパがイスラム思想家たち（彼等自身はギリシャやローマの再発見者）によって考えを吹き込まれ、神と人間の律法を疑い始めた時に始まった。既存の秩序は理性によって試され、理性は黙示録や権威よりも優れているとみなされた。イタリアで始まり、後にフランス、イギリス、そして最終的にドイツやアメリカで理性の革命が西洋を一掃した。

神は病気に罹った。それでも、神は未だ死んではいなかった。しかし、神は独自の権威を失っていた。神は理性に従い、時の始まりにおいては天地を開闢するために必要であったが、もはや人間の生活において積極的な目的は果たしていなかった。アメリカ建国の父達はかの名前を引用したが、常に理性的な思考の範囲に限っていた。神は病気がちになり、苦しみから青ざめた顔になった。シェイクスピアのハムレットのように。しかし、彼はなお息をしていた。

理性の新しい精神と黙示録の古い精神は、しばらくの間は共存していた。しかし、ダーウィンが神の言葉に反証を挙げたかにみえた後には、それらはより直接に衝突し始め、十九世紀の終わり迄に西洋は新しい時代に入っていることが明らかとなった。神は理性との戦いに負けつつあったし、最終的にはエマソンやニーチェや他の何人かが気づいたように、神は失われた。

神は死んだ。

私たちは、ポストモダン時代に入った。それは、ニーチェが長年患った慢性の狂気や後の痴呆症で死んだ一九〇〇年のはじめに遡るであろう。

ニーチェは、このポストモダン世界の預言者であり批判者だった。彼は、ポストモダン精神の害を理解していた。というのは、かつての生活は心理的には落ち着いていたが、肉体的には拷問だった。精神における神の規則は穏やかであったものの、現実世界においては、神の名のもとに人々は殺戮や虐殺をし、不必要に死んだ。現代においては、反対の事が起こった。すなわち、肉体的な存在は改善した。つまり、科学の進歩によって、生命は失われるよりも、よりしばしば救われた。しかし、心理的には人類はひどい拷問にかけられた。もはや何を信じれば良いかも判らず、神を手放さなかったものの、神の言葉を最終的なものとして受け入れる事も出来なかった。ニーチェは、新しい精神の自由を認めた。たとえそれが痛みを伴うものだったとしても。そして、神への知的な服従の麻痺はそれに値しないものとなった。真実が好まれた。それでもなお、ニーチェは何か大切なものが過去の肉体的な衝突と挑戦の終わりとともに失われて来たのではないかとも考えていた。生命が安全で予測出来て固定化されたとき、人類は人間であることに必要不可欠な何かを失ったのであろうか？

このジレンマを説明しようと、ニーチェは超人 the Superman と末人（まつじん）the Last Man という二種類の人の原型を準備した。次に説明する。

ここに、今日の西洋世界における私たちのジレンマがある。つまり、私たちは希望を持たない冷笑的な人達である。そして、私たちは自分達が幸福の灯台であると考えている。私たちは高貴なものと理想を諦めたが、理想の欠如が高貴であると考えている。私たちは自分達の価値を失ってもなお、世界中で最高の価値をさがす偉大な民衆であると考えている。しかし、私たちは自分達の祖先の偉大さには及ばない。

私たちは、ニーチェの一節にある末人であり、自分達は超人であると考えている。

ニーチェは、この話題に関する自分の思想を叙事詩的な様式で描いている。彼の言葉を彼の物語の英雄の言葉として配置して。その英雄はペルシャの預言者ツァラトゥストラで、彼は彼の時代の人々の前に現れ、彼等が凋落してきたことを理解している。彼は彼の周りを見て、彼の退廃的な人々に、彼等の中で最善であったものから後退してしまったことを示そうとする。彼は、彼等が文化的存在の終点に到達してしまい、彼等が自分達の歴史の末人であることを理解している。

「哀れなるかな」ツァラトゥストラは言う。「最も卑劣な時が来る。彼は、もはや自分自身を軽蔑することは出来ない。見よ、私があなたたちに末人を見せよう」

末人は、ポストモダン世界の産物である。彼は信仰の心地良さを諦め、理性が幻想であるという努力をした。彼には、信仰者や合理主義者よりも分別があるという自己満足感以外は何も無い。しかし、彼が知っている事と言えば、知るべき事が何も無いということのみである。彼の存在の中身は否認だけである。それは、他人の否定、何かを擁護することの拒否であり、彼自身の信じない権利を除く全てのものの不信である。これが私たち個人の範囲での米国のティーンエイジャーである。つまり、ほとんどの事を知らず、知るべき事はほとんど無いと考えている、純粋な相対主義である。

しかし、ティーンエイジャーの彼等自身を除いて、私たちは通常はそれほど無遠慮に末人の信念をそのようにはっきりとは言わない。実際、私たちは成長するにつれて、私たちが末人であるとは考えなくなる。むしろ、私たちは、ニーチェが超人と呼んで成し遂げようとしていた何か、より重要な何かを成し遂げたと考える。

ここに人類の歴史のニーチェ版がある。すなわち、人は昔純粋で純真だった。しかし、人が進化して主人と奴隷になり、この二種類から人は堕落して末人になった。そして、今や彼がこれを切り抜けるには、超人（スーパーマン）になることだけである。
ユーバーメンシュ Übermensch はドイツ語で、（英語では）「オーバーマン Overman」とも訳せる。スーパーマンは漫画のヒーローを意味し、平均的な男性よりもずっと大きくて、大都会の空を飛ぶ銀幕の筋骨たくましい男である。しかし、おそらく漫画の作り話でさえ、その中にニーチェの洞察の種子を含んでいる。というのは、スーパーマンはクラーク・ケントでもあり、彼は超人間（スーパーヒューマン）であるだけではなく、彼は人間なのである。あるいは恐らく、彼はその二つが同じでありうることを示している。つまり、人間であることは超人間でもありうると。

オーバーマンという言葉は、ニーチェが探していたかもしれない暗示的な意味を与えている。すなわち、彼がなってきた人間に打ち勝つ—末人、主人、奴隷、それらの全てを後ろに追いやって、末人より良くなる。人間は単なる一つのものではない。そして人間には本質はない。というのは、そのように人間は変わることが出来るし、オーバーマンが次の変化であり、それは人類のこの最も卑しむべき姿よりもより良く偉大な何かに向かう末人を超える次の段階なのである。

ニーチェは、力への意志の概念において不当に風刺的に描写されている。彼は、道徳性の源としての正しさや強さを超えて高まりゆく力であると単純にみなされている。この見方は、ドイツナチ政権によるニーチェの言葉の残忍な使用によって大衆の心の中では崩れている。それでも、ニーチェの力と道徳の概念は両価的であった。そして、彼は「キリストの魂を持つローマのカエサル」としてそれを特徴づけた。私はしばしば笑った。ニーチェはツァラトゥストラに、自分達には悪くなる力が無かったゆえに善良であったと考えている弱き者達に向かって言わせる。彼等に爪は無く、肉を食べるのを止めた。ニーチェは、私たちに、強く、そしてさらに善良であり、私たちの弱さが善良さを表すというふりをしないことを求めている。末人は、弱く悪いが、善良なふりをしている。そして、オーバーマンは、強くて善良でなければならず、見せかけの必要はない。まさに、私はあなたが全ての悪をしかねないと思うから。ニーチェは、彼がオーバーマンになって欲しい人達に対して言う。私は、あなたたちに善良さを求めると。

これは、道理に適っている。もし、人が別のやり方でいることが出来なければ、その人があるやり方でいることに責任がある筈がない。達観した言い方をすれば、代理権は責任に先立つ。私たちのほとんどは、悪を考える時にこれが分かる。つまり、もし私たちがある罪で誰かを責めるとすると、それは私たちが、彼がそれを犯すことを避けることが出来たと考えるからである。実際、人が完全に狂っていて他の振る舞いが出来ない場合には、私たちはそれを有罪であるとはみなさない。ニーチェは、同じ論理が善を為すことに当てはまると主張している。すなわち、もし私たちが誰かの善良さを褒めるならば、それはその人が代りに何か悪いことをしたかもしれないからでなくてはならない。そういう訳で、人は善良である前に、先ず強くなくてはならない。そして、善を為すために悪をし兼ねなくてはならないのである。

ニーチェは、総称的にポストモダニズムと呼ばれるようになった思想の学派に特に好まれる哲学者となった。その指導的な人物達はフランス人が多い（ミシェル・フーコーやジャック・デリダ等）が、何人かのドイツ人（マルティン・ハイデガーとその弟子達）もいる。

ポストモダニズムは、しかしながら単なる哲学ではない。というのは、それは、芸術、文学、社会科学へ―そして私たちがやがて理解するように、内科学や精神医学においてさえ―、衝撃を伴った文化的な動向である。

最初に定義すると。

ポストモダニズムは、理性や科学（「啓蒙計画」）を通して真実を発見する「現代主義者」の目標が失敗したという概念である。そして、科学や民主主義や他のイデオロギーを通した私たちの真実や知識に対する主張は、経済上のそして政治的な原因を伴った単なる文化的に相対的な見解となる。私たちの考え（マルクスに適合して）は、私たちの文化にとっての単なる上部構造である。

この考え方は、西洋文化全体に根付いてしまった。それは、十九世紀はじめのロマン派の運動、すなわち科学の隆盛に対する異議申し立てで始まった。そして、二十世紀への変わり目のニーチェの作品の中で最も明確に頂点に達した。多くの時事解説者は、それはあるニヒリズム（虚無主義）と関連したと考えている。とりわけ一九一四年から一九一八年の第一次世界大戦の衝撃の後に、それは、現代主義者の永遠の平和と繁栄の概念に嘘をついたという非難を浴びせるようであった。それは、最も現代主義的で科学的な理性主義の西洋国家のまさに心臓部において、ナチズムの膨張によって、より正当化されたようにみえた。―そして、進歩した技術が邪悪な目的のために使われたホロコーストの恐怖であった。

ポストモダニズムは、両世界大戦の間にフランスで、とりわけマルキシズムとそれを融合した哲学者アレクサンドル・コジェーブの影響のもとに栄えた。その哲学は、ポストモダニズム的なイデオロギーをすっかり発展させた思想家達の世代を生み出しながら、戦後のフランスで実際に始まり、彼等の先頭はジャン・ポール・サルトルとミシェル・フーコーであった。一九六八年の学生の暴動は、自由民主主義と全てのその合理主義的／科学的なイデオロギーのポストモダニズム的な拒否の実質的な最盛期としばしばみなされている。一九七〇年代と一九八〇年代の新保守主義の反発がそれに続き、この二、三十年間は西洋の知識人の間ではポストモダニズムと保守主義の「文化闘争」状態が続いた。

ポストモダニズム的な批判は、相当な程度、十九世紀の「実証主義」と呼ばれた科学崇拝に対する反動である。しかし、選択肢はポストモダン・ニヒリズムか実証主義的な教条主義の二つの極端ではない。カール・ヤスパースの多元論（現象学のヨーロッパ大陸的な伝統における発展）やウィリアム・ジェームズのプラグマティズム（後にW・V・O・クワインやダニエル・デネットや他の哲学者達の著作に発展した）のような他の視座もある。広範囲のものがあるが、全ての議論のように極端の同志達は最も喧《かまびす》しい。

哲学者のダニエル・デネットは、「ポストモダニズムと真実」と題する注目すべき講義をした。その中で、彼は、文学論のポストモダニズム的な教授達は決して訴訟を起こされないので相対主義でいる余裕がある、という主張をしている。医師達にはこの身勝手さはない。もし医師達が患者を死なせて訴えられて、正しい行為と間違った行為に対して責任が有るとすると、そこには真実が在る。─従って、ポストモダニズムは誤りである。

フーコーのようなポストモダニズム的思想家達は、究極的には力が善に対する全ての主張の基礎であるとする全ての道徳性の相対主義を主張するものとして、ニーチェを解釈してきた。これらのポストモダニズム的な誤解とは反対に、ニーチェはただ、悪の定義に基づいた道徳性（キリスト教の伝統の大部分におけるように）に対比するものとして、善の定義の観点から合理的な道徳性を主張していたにすぎないと言うことも出来る。ニーチェはまた、歴史上の異なる時代の人類の状態から生じる道徳性に対する異なったアプローチを主張して、道徳性を人間心理と結びつけようとしていた。人間の性質に変わらない本質はない。彼はダーウインと一致して、このように私たちの道徳の見方はある時ある場所で人類の状態に基づいて変わるものだ、と主張した。これは相対主義を引き起こさない。すなわち、人間の性質の全ての状態は、必ずしも同じように道徳的であったり賞賛に値する訳ではない。そして、ニーチェは確かにこの点において強い意識を持っていた。実際、ナチのようなニーチェのポストモダニズム的誤用は、問題がポストモダニズム自体であり、私たちの病を診断していると主張している人々は、事実それらが原因であることを私たちに示している（この話題は六章で発展する）。

ニーチェは正しかった。つまり、ポストモダニズムは今日の私たちの病である。しかし、ドイツの思想家の場合やその学究的な表現においては近寄り難いようである。私たちはその問題を確かめるために、おそらく最もアメリカ的な思想家達へ目を向けることが出来る。私たちは、エマソン（ニーチェが好んだ）とソローを頼ることが出来る。

私たちは皆、生活の退屈さについて不満を言う。エマソンは教えた。これは、私たちが、私たち自身、私たちの一人一人が重要であると考えるからだと。私たちの余暇時間の憂うつはこの信念から来る、と彼は主張した。私は、自分自身にとって、あなたよりも誰よりもほとんど全ての人達よりも重要である。もし私がそれ程までに重要なら、仮に私が痛んだり、この瞬間不幸であったり、満たされていなければ、それは重大関心事となる。私が重要である。だから、世界は傷つく。

私は娯楽に関心を向け、富や立場を求める。全て、私が重要だという自分の望みを満足すべきであるという衝動に反応してのことである。

あなたも重要であり、実はそれどころかあなた方の多くが私よりも重要であり、いかなる客観的な観察者も私があなた方よりも重要であるという理由をはっきり認めることが出来ないということを私は理解していない。ただ、私はこれらの事を考えるかもしれないが、それでも私は私自身にとって重要であり、私の意のままになる世の中を欲しないではいられない。

エマソンのように忠告するのはた易い。この憂うつの解決は、私はより大きな全体の一部だということを理解することである。あるいはこうアドバイスする。マーティン・ルーサー・キングがそうするように。もしあなた方が、自分がこうでありたい人になれないなら、私も自分がそうでありたい人にはなれない。この相互連結の真実は正しいし、午後二時には理性を満足させる。しかし、午前二時には欲望によって損なう。

そして、そのように私たちは自分達の生活を良くしようとして、名声や承認を求めて忙しそうに走り続ける。時々は成功するし、しばしば失敗する。しかし、名誉の短い瞬間はその後に常に単調な生活の長い時間が続くので、成功した時でさえ失敗している。

私たちは、物静かな自暴自棄の生活の中で、背後で絶えず苦しめる倦怠感（アンニュイ）を避けようとして進み続けている。ソローはその診断をつけ、特別な治療を提案さえした。しかし、池のそばの丸太小屋での二年間は、ほとんどの私たちには現実的な選択ではない。そしてその時でさえ、そのような治療はどんな個人にも有効かもしれないが、もし社会の消滅が私たちの意図ではないならば、それは社会を損なうことになる。

エマソンとソローは私たちの診断医たちであり、もしその診断が正しくて妥当でなければどんな治療も効かないので、彼等は必要不可欠である。しかし、この診断に対する治療が無いならば、私たちは他へ行かなければならない。そしてその前に、私たちの日常生活の無味乾燥な痛みをより良く認識するために深遠な病理に目を向けて、軽症の憂うつが重症うつ病に変わる時に起こる事を学び、その頑なになった状態の私たちの理解を深めることによって、その診断が意味することを私たちは十分に意識しなければならない。

第二章　抑うつ経験の多様性

子どもが皮膚の痛覚受容器を発達しない遺伝的な疾患で、幼少期にみられるある医学的な症候群が存在する。この疾患は、先天性無痛覚症と呼ばれるもので、脊髄後根にあるナトリウム・チャンネルの遺伝的な変異を含み、痛覚線維が機能しない。この症候群は危険である。なぜなら、子ども達が成長するにつれて彼らは四肢の様々な場所を強くぶつけ、しかし痛みで怯むことなく、皮膚に過剰な損傷を引き起こして気づかずにいるのである。その後感染が生じ、見るからに触ると痛そうな慢性の傷や深い組織損傷は避けられず、四肢の喪失、全身の感染症、そして死へとつながる。

私たちは、痛みを経験する結果、生きていることが出来る。痛み無しには、私たちは死ぬ。これは、体の身体的な痛みの場合である。そして、脳の心理的な痛みの場合でもある。おそらく、人間の生存において、うつ病についてのある鍵となる機能的な役割が存在する。私たちがうつ病になる時、それは私たちが死の淵にいる兆候である。たぶん、私たちのある事柄やある人に対する判断は間違っていたし、私たちは道程を変更すべきだった。うつ病は、痛みと同じようにある意味を持っている。私たちの仕事は、単にうつ病を根こそぎにするのではなく、うつ病の意味するものを見出すことである。

・・・・・・・・・・・・・・・・・・・・・・・・・・・・・・

私たちは、痛みを経験する結果、生きていることが出来る。痛み無しには、私たちは死ぬ

・・・・・・・・・・・・・・・・・・・・・・・・・・・・・・

臨床的な問題としての「うつ」は、心理学あるいは医学上の注目へつながるある病気で、悲しみと同じではない。人は悲しむ。しかし、そこには確かにそれ以上のものがある。（うつ病では）身体症状が優位である。すなわち、睡眠は障害され、体は疲れ、シャワーを浴びたり髭を剃ったり服を着るような簡単なことをする意思が無い。時々、人はほとんどベッドから動けなくなり、あるいはあたかも空気に粘り気があるように動作は鈍くなる。記憶は途切れかけるかもしれず、仕事に集中するのは困難になり、口が利けなくなると感じ始めるかもしれない。自己非難がそれに続く。私は、強い恐怖を感じるほど責めを負わなければならない。私は、自分自身で問題を引き起こした。私は、もっと巧みで賢く、そして強くあるべきだった。自殺が合理的に思え、全ては苦痛で、出口は一つだけに見えるかもしれない。

これが、臨床的なうつ病である。それは悲しみを感じる以上により多くのもので、しかしそれは深い沈痛な悲しみから大きくなり、その人の魂の核から始まって広く体に及び、その人の存在全体を巻き込む。

それは首絞めになる。このうつ病はその人自身を内側から外側へと包み込み、数週間、数ヵ月間、ときには一年間以上も行動させない。これもまた、悲しみから病を区別する。健康な人たちは数日間悲しむ。病人たちは数週間気分が沈み、うつ病患者たちは数ヵ月間動かなくなる。その経過は、憂うつな始まりと憂うつな終りである。

この記述は、現実の蒸留物である。というのは、これらの特徴を全て持っているうつ病は一つも無い。ほとんどのうつ病は、これらの内の幾つかの特徴を持っている。抑うつ経験は、それらが経験された仕方のみならず、それらがそもそもどのように起こったかという点において多くの形で現れる。

うつ病には、探求されるべき多様性がある。ある人達にとっては、臨床的なうつ病は程度の差こそあれいつもそこに在り、決して消え去ることはない。常に在る低いレベルの抑うつは、生活上のストレスに曝されて、二、三週間あるいは二、三ヵ月間だけだとしても悪化する。それは、あたかも常に在る鈍い頭痛が時々突然鋭い痛みとなるようなものである。ある者は死を選ぶ。私にはボスとの困難な打ち合わせがあり、バスがもう少しで私を轢きそうになり、学校ではいじめっ子が私の子どもの邪魔をする。このようなストレスは、私たちの全てに起こる。それでも、私たちはその結果として臨床的なうつ病を発症しない。しかし、低いレベルの抑うつの鈍い頭痛を常に持っているある人達は、ボスとのその打ち合わせの後、深いうつ病の失意に沈み、数ヵ月後まで戻って来ない。元に戻った時には、彼らは鈍い頭痛の在るいつもの生活になる—基本的な軽いうつ病である。この状態に対して、今日の精神医学では使われない或る名称を私たちはよく使ったものだ。つまり、「神経症性うつ病」である。通常、その基本的なうつ病は幾らかの不安症状と混ざっていて、一般的な心配性の態度で、厭世的で、人生についての畏れがある。したがって、「神経症」という用語は、私は古い用語と思うが—今ではより風変わりな「ディスサイミア（気分変調症）」や「全般性不安障害」に取って代わって捨てられたが—、現実的により本物であった。うつ病はそこに在る、しかし神経症的で慢性的なのである。

ある人達には違ったタイプのうつ病が在る。すなわち、彼らは時々深く患い、ひどく抑うつ的になって自殺を考え、活動が出来なくなる。これらの闇のどん底は何ヵ月間も続き、まれには一年以上になる。深い憂うつではないときには、これらの人達は元気である（または、少しの悲しみを伴ってほぼ元気で「ディスサイミック」と呼ばれる）。彼らは、少なからず抑うつ的か全般的に不安である。しかし、彼らは元気であって、あなた方や私やいかなる種類の臨床的なうつ病も経験しない一般市民の九〇パーセントのようである。言い換えれば、彼らには見え隠れする抑うつエピソードがあり、完全に（あるいはほぼ完全に）健康な時期もある。これは、エピソード風のうつ病であり、単独で起ったり（「単極性」と呼ばれる）、躁病エピソード（「双極性」と呼ばれる）を伴っていたりする。

第三のグループがある。すなわち、ある人達は、うつ病の症状は無く全く元気でありながら重症うつ病エピソードを経験し、決して次のエピソードはない。重症うつ病エピソードのある人のおよそ三分の一はこのカテゴリーに入る。彼らは、生涯で一回のみのエピソードを経験する。

第四のグループは、脳梗塞や心臓発作あるいは癌が進行するまでは全く健康であった人達であり、彼らの生涯で初めて、そして最後のときにうつ病エピソードを経験する。もし、内科的な病気が回復すれば、彼らは新たなうつ病を発症しない。

この四種類すべての多様なうつ病は、現代の精神医学では今のところ同じレッテルを与えられている。そのイニシャルをとってＭＤＤとして知られている「Major Depressive Disorder（大うつ病性障害）」である。それらの違いの幾つかは、別のレッテル（例えば、「全般性不安障害を併発した大うつ病性障害」）をつけることによって表示されている。しかし、ＭＤＤラベルが診断である。

ここにスペクトラムが在ることは疑いない。すなわち、それは慢性的で神経症的な低いレベルの抑うつ不安症状から、単一の抑うつエピソード（内科的な原因の有無によらず）、そして反復性のうつ病エピソードの範囲である。

うつ病が疾病であると述べることは、慣行上必要となった。私は、反対の事を言おうと思う。つまり、ほとんどのうつ病は疾病ではないと。反復性であったり、エピソード風であったり、特定の内科的な原因で起こるそれらの一部は疾病である。しかし、エピソード風ではなく、慢性で不安と混ざり合っているものは、パーソナリティと区別出来なくなっている。それは反復性の重症うつ病の疾病に似ているように見えるけれども、同じような生物学的な原因は持っておらず、生物学的な治療から同様の効果を引き出すことは無い。

短縮形を使わせてほしい。私は、反復性の重症うつ病を「Depression disease（疾病うつ）」と、神経症的でありまた単一エピソードのうつ病を「Depression nondisease（非疾病うつ）」と呼びたい。私たちは、生物学的な、あるいは環境の、またはその両者が原因である臨床的なうつ病のスペクトラムを思い浮かべることが出来る。二つの原因の混在が普通であるのに対して、時々はうつ病が純粋に生物学的であったり、時々は純粋に環境要因であったりするのは理に適っている。どのようにこれがあり得るかを示すために、議論の余地の無い幾つかの極端な例を提示しよう。現実の生活におけるこれらの例において、抑うつエピソードの期間は自然に定まり、始まってはそれ自体のものとして終わり、そして治療されていない例を仮定してみよう。ある者は、十回の反復性の重症うつ病エピソードがあり、それぞれは六ヵ月間続き、各エピソード間の六ヵ月間は完全に正常な気分だったかもしれない。その人は、三世代にわたる重症うつ病と自殺の家族歴が有るかもしれない。その人のそれぞれのエピソードは自然発生的で、いかなる生活上のストレス因子も引き金になっていない。これは純粋に生物学的なうつ病で、―間違いなく「疾病うつ」である。

ある別の者は、五十年間うつ病の症状が無く、離婚を経験して三ヵ月間の臨床的なうつ病となり、その後の長い人生の終わり迄の四十年間はうつ病の症状を経験しなかったかもしれない。これは間違いなく純粋に環境が原因であり、―「非疾病うつ」である。

さて、その混合の場合、—抑うつの時期に遺伝的あるいは生物学的な因子と環境因子との組み合わせを含んでいる人達である。その家族の中で、ある人達はうつ病になるかもしれない。しかし、ほとんどはならない。そして、ほとんどのエピソードは、明らかに関連したライフイベントに随伴している。さらに、エピソードは反復性で一回のみではない。時々は低いレベルの抑うつ症状がエピソード間に持続しているものの、全く正常な気分の時期もエピソード間にはある。このシナリオは、少なくとも典型的な精神科実臨床の場面では、高度に生物学的であったり高度に環境因子による前述したタイプのうつ病よりも、臨床的にはより一般的である。双生児遺伝子研究もまた、遺伝負因と環境因子のほとんど同等の混合がＭＤＤのそのようなケースには含まれているらしい事を示している。

しかし、生物学と環境のこの混合はアントレ（主要料理）のレシピのように検証される必要がある。つまり、その材料は何だろうか？

環境の部分から始めよう。そして、そうする為にあの古い哲人のアリストテレスに戻って、彼からの原因についての幾つかの考えを採用しよう。（後述するのは、単にアリストテレスが言った事ではなく、うつ病理解に関連のある私の考えを加えて、彼の考えから私が引き出そうとするものである。）アリストテレスの鍵となる洞察は、何かの原因となる何らかのものを理解したいならば、異なるタイプの原因を識別しなくてはならないということである。今日これらの考えがうつ病とどのように関係しているかの私の解釈では、私たちは原因の内の少なくとも二つの基本的な種類を明らかにすることが出来ると思う。すなわち、うつ病に対する根本的な脆弱性を反映するものと、引き金となったりうつ病の時期の直前に起こったりするものである。前者を「第一原因」、後者を「作用因」と呼ぼう。（アリストテレスによれば、その第一原因は全ての他のものを動かす初めの作用因であった。この考えは大部分が神の存在を証明することに関連して議論されて来たけれども―アリストテレスが不動の動者と呼んだもの―、それはうつ病のような疾患を理解するのに適している。）うつ病に関しては、第一原因は最初の生物学的な脆弱性である。というのは、それ無しには後の作用因は無効であろう。うつ病を理解する際の最も大きな間違いの一つは、第一原因と作用因あるいは脆弱性と誘発因子を間違えることである。

うつ病における第一原因は、遺伝子と人生早期の環境である。そして、これらの変わることのない脆弱性無しには、後の作用因が臨床的なうつ病エピソードを生じ得ないであろう。作用因はその時に臨床的なうつ病の引き金となる直近のライフイベント（人生上の出来事）で、―このうつ病のエピソードに先立つ離婚、失業や親しい人の死である。第一原因は、十分ではないが後のうつ病には必要である。そして、それ（第一原因）は通常は成人期の実際のうつ病エピソードにつながるには十分ではない。数々の作用因は必要ない―うつ病はそれら無しに起こりうるし、同じライフイベントでも他の人にはうつ病を発症しない。そして同一人においてさえ、彼らは常にうつ病を生じる訳ではない―。しかし、それらは時々十分である。つまり、ある人達においては、それらが起こる時にはいつでもうつ病につながり得る。

そのように、第一原因の数々は必要であるが通常は十分ではない。そして、作用因の数々はしばしば十分であるが必要ではない。うつ病を発症するには、通常は両方必要であり、どちらか一方ではうつ病のその原因にはならない。

よくみかける間違いは、作用因をうつ病エピソードのその原因とみなすことである。これは常識の間違いで、私たちの日頃の日常的な判断から論理的に辿り着くものであり、メンタルヘルスの臨床家らによってしばしば繰り返されている。作用因は、時間的な関係からしばしば単独の原因のようにみえる。すなわち、作用因が起こり、それからうつ病が起きる。或るものが別のものを引き起こすようにみえるのであろう。最初にXがあり、次にYがあると、XがYを引き起こすことを意味する。日常生活ではこれが常識である。しかし、臨床的うつ病のような精神医学的問題の場合には、常識は誤る。もし常識が物事を明らかにしてしまったなら、患者は臨床家のもとを訪れる必要はない。つまり、彼らは、家族や友達や、常識的な考えの標準的な適用により取り扱ってもらえば良いことになる。メンタルヘルスの臨床家達は、常識に反して偏っているべきである。なぜなら、彼（患者）らは自分達のやり方でいかなることも既に失敗してきたのである。

作用因が強調されないようにすべきだという論理的な根拠の他に、神経学における分離脳研究に基づいた強力な生物学的な根拠がある。それらの研究は、私たちがどのように考えるかを理解するために大変重要なため、私たちが精神科で行う全ての事に対する基礎としてそれらを使うことが出来るであろう。それを分離脳精神医学と呼ぼう。

発作が投薬にうまく反応しない或るてんかんでは、治療として外科的処置が時々使われる。すなわち、左右の脳半球を繋いでいる線維の束（脳梁と呼ばれる）が切断される。脳梁離断術後、脳半球の一方で始まる発作は、もう一方には伝播しない。そして、全身けいれんはこれにより予防される。

この種の手術は、数十年前に始まった。関わっている間に、研究者達はこれらの患者らについてのある重要なことを観察してきた。すなわち、彼らはもはやお互いに意思疎通しない二つの半分の脳で生活している。それは、あたかも彼らが一つではなく、二つの脳を持っているかのようである。パーソナリティや行動に関しては注目すべきことは多くない。というのは、街や店の中で交流しても脳梁離断術後の分離脳の人を私たちのそれ以外の人から区別出来ない。しかし、神経心理学的な検査によって重要な異常が現れる。

脳の右半球は左側の視野を支配しており、左半球は右側の視野を支配している。全ての右利きの人は、言語は完全に左半球によって支配されている（左利きの人は、言語は部分的に両半球に支配されている）。このように、分離脳手術後の右利きの患者において、言語と視野の分離が検査出来る。もし電話で話しているある女性のイメージが右半球（左視野）に見せられて、検査者が患者に「あなたは何を見ていますか？」とたずねると、本当に答えが得られる、間違った答えが。しかし、それにもかかわらず、ある答えとなる。すなわち、「私は友達を見ている」とその人は言うかもしれない。友達は何をしている？　と聞くと、「夕食を作っている」

と。そして、近くの電話を使って検査者はその患者にたずねることが出来る。「あなたが見たものをみせてください」。その人は、左手で電話を持ち上げるであろう。

分離脳てんかん患者は、右半球で見えたことを「知っている」。しかし、彼女はそれを話すことが出来ない。最も興味深いことには、彼女は「私は知らない」とか「私には確信がない」とかそのようなことは言わない。時々、その分離脳研究者は言う。すなわち、さて覚えておいて欲しい。あなたは、発作のために分離脳手術をうけた。あなたが私の質問に答える時には、それを心に留めて置くように。それでも、患者らは、彼らが見た事柄や彼らが見た事柄について行動する時に彼らが感じる理由を、分らないとはほとんど言わない。彼らは、めったに知らないことを認めない。そして、彼らは通常は何かの埋め合わせをする。それが、私たちの脳が働く様式なのである。つまり、私たちの脳は合理化する機械である。そして、私たちは神や進化によって私たちが経験したことに対する尤もらしい説明を見つけ出すように設計されている。私たちは分らないとは言わない。

それが、人が分離脳精神医学の科学的な体系を作り上げうる基本的な原理である。

私たちがうつ病になった時、何かがすぐその前に起こった。そのため、それが原因で私たちがうつ病になったに違いないようにみえる。最初にxが起こり、その後yが。そうすると、xがyを引き起こすに違いないと。遠い昔、哲学者のデイヴィッド・ヒュームがこの事実に気付いた。すなわち、私たちには因果関係を事実の絶え間ない連結で考える傾向がある。最初にx

次にy、最初にx次にy、最初にx次にy。これらの二つの出来事が何度も何度も続いて起こる時、私たちはxがyを生じると事実上結論付ける。これは、あるレベルでは意味を成す。しかし、証明ではない。たとえ百万回xにyが続いた後でも、その後ある時にもしかするとyがxなしに起こるかもしれない。xが絶対にyを引き起こすという保証はない。これは、哲学的な言葉を使うと、私たちは観察の誘導に基づいて因果関係を推論する、というヒュームの観察であった。そして、そのような誘導は絶対確実なものではなく単に確率論的である、とヒュームは主張した。

それをヒュームの誤謬と呼ぼう――出来事の関連が因果関係を推定するのに十分だという概念である。この誤謬は、連結が有るかもしれないときにより強くなる。しかし、常に有る連結ではない。そのように、私のガールフレンドが私のもとを去った時に私はうつ病になった。次に、株式相場が下がった時に私はうつ病になった。さらに、ジョージ・W・ブッシュが大統領に当選した時に私はうつ病になった。私は、それぞれのうつ病を人間の性質の一部として、ヒュームが発見した推論を使って、その当時に起こった出来事、すなわちアリストテレスの作用因のせいにすることは出来る。しかし、私は間違っているだろう。それは、部分的にはそれぞれのうつ病が異なる出来事と関連している（同じ出来事との一定の結びつきではない）からであり、また部分的には私の分離脳が繋がっている為に、ある種の説明や別のものを見つけるのである。

この議論は、公認の精神医学診断システム、精神疾患の診断と統計マニュアルあるいはDSM（第九章参照）に関する論争の多くのものと関係する。ある者は、第五版に関して、うつ病に関連した悲哀に対する除外基準を取り除く提案を批判してきた。言い換えると、うつ病が誰かの死の後の悲哀の場面においてさえ診断されるということである。これらの批判をする人達は、与えられたある心理社会的出来事やストレス因子を「原因として」あるいは「理解できる」、うつ病の別の診断的なカテゴリーがあるべきだと主張する。

これらは安易な想定である。すなわち、何か悪いことが起こった。それゆえに、私はうつ病になった。そのそれゆえは、何処から来るのか？ それは、私たちの分離脳から来る。ヒュームの誤謬を当てにした私たちの常識であり、それはしばしば間違っている。

作用因が原因ではないことは言うまでもないが、それらは単独で作用する原因ではないと言える。全てこれらの人生のストレス因子は引き金になるが、それらのうつ病エピソードの唯一の原因ではない。

アリストテレスの第一原因が後ろにそびえている。ブッシュが当選した時、私に大うつ病のエピソードがあったのは何故なのか。そして、同じように熱心な民主党員のあなた方は（うつ病にならなかったのか）？ 私のガールフレンドが私のもとを去った時、私に大うつ病エピソードがあったのは何故なのか。そして、あなた方は同じように恋人に心を奪われなかったのか？

これらの同じ人生のストレス因子によって重症うつ病になる、私に本来備わっている、あなた方にはない脆弱性についての何かがある。私の第一原因がそこにあり、あなた方にはない。

生物学の言葉で、私たちはしばしばうつ病の病因―原因―として、遺伝子と環境の混合のことを話題にする。遺伝子と人生早期の環境が、第一原因つまり後にうつ病になる、内在する根本的な脆弱性とみなされうる。そして、後の環境ストレスの数々が作用因であり、正にいつどのようにだとしても、人がうつ病になる引き金である。

生物学的な脆弱性は、第一原因であり必要であるが、うつ病を発症するには通常は十分ではない。大人に成ってからの環境の引き金は、作用因でありしばしば十分であるが、必要ではない。

うつ病遺伝学の最も意義のある点は、めったに強調されないが、フロイトが間違いであると立証していることである。双生児遺伝子研究は、遺伝子と環境の情報入力の区別を可能にしている。何故なら、一卵性双生児は全て同じ遺伝子を持っており、二卵性の双子は半分が同じである。一方、全ては同様の家庭環境である。数学的な方程式が、二種類のメンデルの遺伝子と相加遺伝子による病気の生じうる危険率をモデル化出来る。メンデルの遺伝子は大きな量の危険率を加え、もしそれらが優性であれば五〇パーセントの可能性を、もし劣性であれば二五パーセントの可能性を加える。相加遺伝子は、それぞれ少量の危険率を加えるが、どの単一遺伝子も大きな危険率を加えない。相加遺伝子の効果は、二五パーセント未満の危険率（例えば、いかなる単一遺伝子でも一〇パーセントかそれより小さい）である。双子におけるうつ病の罹病率の数学的な観察によれば、うつ病の遺伝的な危険率は相加的であることは明らかである。

──多くの遺伝子が必要であり、それぞれの危険率に対する寄与は小さい（メンデルのプロセスではない）。

数学的なモデルはまた、環境がうつ病にどのように影響するかを教えてくれる。そして、それら（モデル）は環境を二種類に分ける。つまり、共有しているものと共有していないものに。共有された環境は、双子が同じ方法で経験するもの、すなわち家庭と文化である。特定のあるいは共有されていない環境は、彼らが異なった経験をするもので、生活上の又は異なる仲間のグループでの異なる任意の経験のようなものである。おそらく、双子ではない子どもは異なる誕生の順番により家庭における異なる経験をする（年長の子どもは年少の子どもと比較して違って扱われる傾向がある）。

うつ病に対する根本的な脆弱性、つまり第一原因は、相加遺伝子と特定の環境を含むことが分かっている。メンデルの遺伝子—それ自身によりその病気を引き起こす頻度を増やしたり減らしたりする単一の遺伝子—は無い。そして、共有する環境の危険率もほとんど無い。すなわち、家庭、文化、社会はうつ病の主要な原因ではない。

このように、これらの双生児研究はフロイトが間違っていることを証明している。つまり、男の子が母親に、あるいは女の子が父親に対して、どのように感じるかは重要ではない。エディプスコンプレックス（フロイトが幼児期の発達の普遍的な段階とみなした）は見当外れである。そして、子どもと親の関係の気まぐれのほとんどは重要ではない。これらの家族関係や、精神分析の内的な心理的世界の中心の何物も、うつ病に対する如何なる主要な原因になる役割

は無い。〔傍点訳者〕

特定の環境の他の側面は、関係しているかもしれない。しかし、それらが正確に何であるかは証明されていない。一つの可能性のある特徴は幼年期のトラウマであり、しばしば性的な性質のものである。もし深刻なトラウマが或る子どもたちに起こるなら、全員ではないけれども、それはおそらくリスク因子になりうる。親の喪失、父または母の死亡もまた、後のうつ病のリスク因子となる特定の出来事である。家庭生活は、なおも子どもが異なって扱われる程度に関連しているかもしれない。兄弟の順番は、時には一人の子どもにとって別の子どもと違った方法で生活環境に影響する。友達との関係は、うつ病に関係するかもしれない潜在的に重要な特定の環境上の影響である。

私たちが環境について考えるとき、私たちはなお顕著な社会的な因子の事を思い浮かべることが出来る。しかし、双生児研究と一致させるために、私たちはそれらが子ども達の間で共有されずに、個人にとって特別である必要があることを覚えておかなくてはならない。

しばしば、環境は本質的に社会的因子を含むに違いないと思われている。しかし、環境はなお生物学を反映する可能性がある。というのは、私たちには生態学的な環境がある。つまり、私たちの周りの細菌やウイルスである。ある研究は、重症うつ病や双極性障害を含む精神疾患の主要なリスク因子は妊娠中の感染であることを示唆している。特に、妊娠中期における子宮内での感染が後の精神疾患の危険因子かもしれない。精神医学的な状態は、インフルエンザ流行の間に生まれた子どもにおいて、より一般的である。

このように、相加遺伝子と特定の環境の組み合わせは、生物学と心理社会的な因子の或る組み合わせに翻訳される必要はない。というのは、それは全体として両方の側で、あるいは少なくともほとんどが生物学的でありうる。

もう一つの方法は、これがまた全面的に生物学優位で機能するかもしれないもので、「環境との相互作用による遺伝子」と呼ばれるものにおいてであろう。双生児の数学的なモデル化は、うつ病の頻度を説明するために、単純に遺伝子と特定の環境の影響を加算しうるという仮定に基づくものであった。そのモデルは、遺伝子と環境が相互に作用しないと仮定していた。そのようにもしあなたがある種の遺伝子を持っているならば、あなたはある種の環境やその反対の環境ではもはやないような。しかし、他の研究では、そのような相互作用が起こる可能性が高いことを示唆している。このように、ある子どもの遺伝子が彼女にある決まった方法で振る舞う傾向にする場合に、別の子どもの遺伝子が彼に別の方法で振る舞う傾向にするその子どもの環境の経験とは異なって、彼女は自分の環境におけるある決まった反応を引き出すようである。そのように、相乗効果が有るかもしれない。つまり、間違いを恐れずに簡略化して言うと、もしあなたの遺伝子の数々が「悪い」（心理的に、それらがあなたをよりうつ病になり易くする）と、あなたの環境はより「悪く」なり易い（あなたの抑うつ的な振る舞いが、他人からあなたをより抑うつ的にするような負のフィードバックを引き出す）。そして、逆の場合も同じである。これが遺伝子と環境の相互作用であり、それが環境のリスクが個人に特異的であるもう一つの理由になるかもしれない。おそらくそれは、その人の特定の遺伝子の構造がそれらの環境リスクを引き出す可能性が有るからである。

文化、このより大きな共有された環境は、双生児研究に基づいた第一原因としてのうつ病の病因において主要な役割を担っていない。しかし、文化はうつ病の表現においてある役割を担っているかもしれない。とりわけ、その疾病ではない形（非疾病うつ）において。

台湾では、うつ病の人はほとんどいない。そして、パリでは、五人に一人はうつ病である。大規模な国際的疫学研究において、よく訓練された研究者達が外に出て戸別訪問し、人々に面談して精神疾患に対するDSM－Ⅳ（DSMの第四版）の診断基準を当てはめた。台湾の人口のたった一パーセントが大うつ病性障害と診断でき、それは大うつ病エピソードが生涯のいずれかの時点であったということである（生涯有病率）。一方、パリでは人口のほぼ二〇パーセントがその定義を満たす。イランでは約一パーセント、米国では約五パーセント、カナダでは一〇パーセントである〔国際共同疫学調査DEPRES（一九九七）のデータ〕。一体この違いは何故であろうか？

対照的に、これらの同じ研究での統合失調症と双極性障害の罹病率は、調べられたどの国においてもおよそ一パーセントである。

うつ病については何が違うのか？　私は、繰り返すことが出来るのみである。つまり、うつ病は（双極性障害や統合失調症と異なり）疾病ではない。少なくとも、DSM－Ⅳの定義を使ってMDDと決めたときにはうつ病ではない。それは、疾病（前述した、反復性のエピソードを持つ大うつ病エピソード）と、疾病ではないもの（前述した、神経症性うつ病）の何らかの表現の混合物である。パリの神経症性うつ病の表現は、気分、興味、無感情の用語で心理学的に表現される。そして、台北やテヘランや上海では、それは、頭痛、背部痛、身体的な消耗、そして無数の身体症状として表現される。それらは医師を忙しくそして裕福にさせ、身体的な原因の無い身体症状を生じがちなものである（古い諺にある）。

もし文化がうつ病に関連しているなら、それは疾病ではないものを示している点であり、私たちに疾病ではない形である神経症性うつ病の症状を思い出させる点であって、それらは文化毎にどのように表現されるかという点で著しく異なる。

文筆家のH・L・メンケン〔一八八〇－一九五六〕はかつて、清教徒気質は誰かが何処かで幸福でいるかもしれないという絶えず心に浮かぶ恐れである、という意見を述べた。あるレベルでは、私たちの米国の文化は最初の移住者の過去によって悩まされ、精神薬理学的なカルヴァン主義を受け入れている。それは、もし錠剤があなたの気分を良くするなら、そのときそれらは悪いものに違いないという考えである。私たちは快楽主義の社会でもあり、プロザックの時代に幸福に生活していて、そこでは私たちはあなた方をより賢くしたり、抜け目なくしたり、より生産的だったり、単に平凡な幸福にする錠剤を飲むことを弁護している。私は自分の世話をしなくてはならないし、重要なことは何が自分の気分をより良くするかということである。広告主たちは、私たちの欲求を作り出すことが出来ることを知っている。すなわち、私をより気分良くさせるものは、自分自身で決める何かではなく、むしろ私がテレビの広告や雑誌の写真やタイムズスクエアの野外の大型掲示板で見るものによって信じ込んでしまっている何かである。そのように、それらの製薬会社のマーケティングの担当者らに私がこれらの錠剤が必要だと信じるように誘導されているので、私はこれらの錠剤が必要だと感じる。

…………………………………………

私をより気分良くさせるものは、自分自身で決める何かではなく、むしろ私がテレビの広告や雑誌の写真やタイムズスクエアの野外の大型掲示板で見るものによって信じ込んでしまっている何かである

…………………………………………

このように、何が正しいかを私はどのように分かるのだろう？　私の錠剤の拒否は無意識のカルヴァン主義で、理性的に弁明の余地のない、究極的には文化的な神学に基づくのであろうか？　私の錠剤の受け入れは無意識の快楽主義で、単に表面的には私自身の、しかし実際にはマディソン街の操り人形師の文化的な所産なのだろうか？

もしあるうつ病が疾病で薬物治療が必要であり、しかし他の種類のうつ病は疾病ではなく薬物治療は必要ないか薬物療法から利益を受けないかもしれないのなら、私たちにはジレンマが残る。私たちの抗うつ薬の受け入れや拒否は、文化的な真空状態では起こりえない。私たちは、文化的には、抗うつ薬の過剰な警戒と、思い上がった受け入れの両方向に引っ張られている（これに関してはさらに第四章参照）。

うつ病の疾患としての鍵となる特徴は、うつ病そのものであるようだ。うつ病についてのほとんどの本は、うつ病に特異的な症状について詳しく入り込む。すなわち、定型的な特徴（睡眠の減少、食欲の減退）、非定型的な特徴（過眠、過食）、メランコリーの特徴（早朝覚醒、著しく目立つ感情の欠如）、精神病的な特徴（妄想や幻覚の存在）、等々である。

　私の意見では、これらのどれもあまり重要ではない。それよりも、うつ病の疾患の理解の鍵は、うつ病そのものではなく、うつ病の行き来（発病と治癒）である。そして、実際のうつ病のエピソードとその特徴ではなく、単にうつ病の存在と、どの程度頻繁にそれが行き来するかである。一言でいうと、エピソードそのものではなく、エピソードの再発の事実である。

　抑うつエピソードの症状それ自体ではなく、再発がうつ病の疾患としての品質証明（折り紙）である。これは、二十世紀の精神医学的診断の土台を築いたあの偉大なドイツの精神科医（フロイトではない）エミール・クレペリンの見解であった。クレペリンは、精神疾患を二つのカテゴリーに分かれるものとみなした。すなわち、思考障害と扱われた早発痴呆 dementia praecox（ＤＰ）（文字通りには「早い時期の痴呆症」で、後に統合失調症 schizophrenia と呼ばれた）と、気分が扱われた躁うつ狂 manic-depressive insanity（ＭＤＩ）である。これはクレペリンの二分法として注目された。

　多くの人が今日の診断マニュアルをネオ・クレペリン学派のものとみなしているが、部分的にのみそうである。一九八〇年からの版（DSM－Ⅲとその続編）は、ほとんどの気分の状態をうつ病の変化としてレッテルを張った。すなわち、無数の変種（気分変調症、抑うつ気分を伴う適応障害、二次性気分障害）を加えた非常に広い大うつ病性障害（MDD）カテゴリーである。クレペリンはうつ病には注意しておらず、ほとんどの抑うつ状態を、彼のより広い躁うつ狂（MDI）のカテゴリーの一部とみなしていた。多くの人は、MDIは今日では双極性障害と翻訳されていると考えているが、実際にはクレペリンのMDIは今日の双極性障害にMDDを加えたものに相当するであろう。クレペリンにとっては、MDIの鍵となる特徴はうつ病や（とではなく）躁病のいかなる種類かの気分のエピソードの再発であった。このように、十回のうつ病エピソードはMDIであったし、十回の躁病エピソードもMDIであった。重要なのはエピソードの回数であり、気分の状態の種類ではなかった。

　彼は、ある人達はうつ病の一回のみのエピソードしかないことを認識していた。この非再発性のうつ病には、彼は「メランコリー」の診断の使用に限定していた。もしメランコリーが再発性であれば、それはMDIとみなされた。

　躁うつ狂（MDI）は再発性の疾患で、「疾病の経過」だった。メランコリーはエピソード風ではない状態で、疾病ではなく、背部痛や筋肉痛が臨床像であるのと非常に似かよって、むしろ「臨床像」であった。

　臨床像は、詳細に調べられると時々は疾病の経過を表す（考えてほしい、髄膜炎による発熱、寒気、頭痛）し、時々はそうではない（考えてほしい、原因不明のよくある頭痛）。前者の場合には、それらは常に医学的な治療が必要である（静脈内への抗生物質が必要で、さもないと人は死ぬ）。しかし、後者の場合には、それらは時々はそうで（医学的な治療が必要だが）、たぶんしばしばそうではない（二錠のアスピリンを服用して、朝私に電話をすればよい）。

今日の精神医学において、全てのＭＤＤは生物学的な疾患であるとみなされて、再発性と非再発性の区別が無視されているところで、私たちは二錠の抗うつ薬を今晩服用し、次の日も次の日も永遠に。私たちは、卓越した医師ルイス・トーマスのヒポクラテスの知恵を忘れてしまった。すなわち、「注目すべき秘密、内科医達に知られていて、結婚すると妻によって直ぐに学ぶ。しかし、なお一般の人々からは隠されている。それは、ほとんどのものは、それ自身によって良くなる。ほとんどのものは、実際には朝迄にはより良い」

通常、「うつ」は有害であるとみなされている。それについての流行っている理論は、「うつ」が現実についての私たちの知覚を歪め、それは私たちの思考を異常に否定的にし、そして私たちは世界を暗く理に適わないように観ると。この「うつ」の認知的な歪みのモデルは人気のある認知行動療法（ＣＢＴ）の基礎であるが、異議申し立て出来ない訳ではない。別のモデルは、全く反対のことを主張している。すなわち、「うつ」は、おそらくは抑うつ的な人達の不利益につながる現実との接触を強めることへ導く。

典型的な実験では、心理士らが大学生達に抑うつ評価尺度を与え、実験的なテストが行われた。学生達はそれらをするように求められ、彼らはそれらのテストが行われるその方法について操作していた。というのは、もし心理士らがあることをしたなら、彼らはある一定の結果を期待していただろうし、別のことをしたなら別の結果を、等々。しかし、ある時点で、研究者らは学生達に知らせずにテストを準備して、学生達への応答は任意となった。そして、次に起こるであろう事に対する学生達の操作は取り除かれた。その際、この研究のマジックは、或る学生達は彼らがあまり操作出来ないことを判別することが出来たが、他の人達は彼らが操作出来ていると考え続けていた。起こっていたことを理解していた人達は、より「現実的な」仲間の学生達を小突いて抑うつ症状について同じ様に高い点数をつけた。しかし、操作出来ていなかったにもかかわらず操作していると感じ続けていた人達は、より現実的ではない学生達で、彼等は抑うつ症状が少ないか、全く無かった。少しの「うつ」—多過ぎない—は、あなた方をより現実的にする。「うつ」が無い—全く無い、完全に精神的に健康である—ことは、あなた方をより現実的ではなくする。幻想は、心が健全であることの一部である。しかし、それには代償がいる。

……………………………………………………

少しの「うつ」—多過ぎない—は、あなた方をより現実的にする

……………………………………………………

普通の人間の営みの過程において、実際にどのように少しの幻想が良いのかについて話をすることが出来ると思う。もし私が、この本が実際にそうでありそうなよりも幾分良いと考えていないならば、私はこれを書く全てのこの努力を費やさないであろう。もしあなたが、あなた

の人生が外側の宇宙から見た客観的な火星人よりもやり甲斐があると考えないなら、あなたは熱心に働いて代金を払って家族を外食に連れて行きたいとは思わないと結論するかもしれない。私は、しばしば両親が彼らの子ども達の教育に費やす大変な努力に圧倒される。私たちは過剰に幼稚園と小学校を強調する。そして、その先に私たちは私立学校の高い学費を支払い、公立学校を注意深く分析する。そして、最高の先生に恵まれるように気にかけ、自分達の子どもに最高の成績を強く望む。私たちは、彼らがアイビーリーグの学校に入るのを望み—そしてそれから？　それは単に現実的なことではなく、統計的なものである。私たちの子ども達の大半が、たとえ彼らが最高の教育を受けて彼らがアイビーリーグを選択するようになって、最後には多くの会計士、弁護士、官僚、医師（これらの職業のどれにも反対するものは何もない）の一人に成るのだろうか？　しかし、彼らはずっと偉大には成らないだろう。たとえ成ったとしても、私たちや私たちの両親より少しましな位であろう。というのは、彼らは米国の大統領や会社の社長に成りそうにはないし、上手くいっても市役所勤めかもしれない。そして、なお彼らは成るだろうと私たちは考える。それが、私たちうつ病ではない幸福な人間が皆持っている、少しばかりの自己幻想である。

抑うつリアリズムの仮説はこうである。すなわち、抑うつ的な人達は、現実を捻じ曲げるゆえに抑うつ的でなくいられる。そして、彼らは私たちのような抑うつ的ではない人々よりも、よりはっきりと現実を見ているので抑うつ的なのである。

どちらが問題なのだろうか。幸福であることについての何か異常なことがあるのだろうか？

第三章 異常な幸福

異常な幸福というようなものがある。しかし、それについて本を書く人はほとんどいない。なぜなら、私たちは幸福を信心深く望まれている純粋に肯定的なゴールとみなす傾向にあるからである。「幸福研究」の近年の心理学的なジャンルの全体は、この前提に挑戦していないと考えられる。すなわち、幸福は本質的に良いものであり絶望や「うつ」は本質的に悪である、と考えるもっともな傾向がある。ひとたび私たちが全ての「うつ」が有害な訳ではないという洞察を許すならば、全ての幸福は必ずしも望ましいものではないという判断に対する備えが可能かもしれない。

異常な幸福に当てはまる精神医学的な用語は、躁病である。この場合、気分は古典的には高揚し、時には有頂天となり、しばしば怒りと入れ替わる。時間はスピードアップされる。人は長く眠る必要はなく、全ては二倍のスピードとなる。睡眠は四時間で十分である。残りの世間が眠っている間、その人のエネルギーは水曜日の午前十一時のように疾走している。なぜ、午前三時に部屋全体を掃除しないのか？　物事は、たとえそれが必要なくてもしてしまう必要がある。家の飾り付けをし直して、それを繰返し、三台目の車を買う。毎日二時間長く働き、それはボスが好む。その人の考えは溢れ出て、頭の回転は口よりもずっと速いようである。それらの素早い考えに追い付こうとして、その人は他人を遮りながら素早く話し、一つの側面だけから会話をまくしたてる。友人や同僚は困惑し、言葉を挿むことが出来ない。これによってさらに苛々が増すかもしれない。なぜ他の人達は皆スピードについて来れないのか？「躁病は友人達にとっては極端である」ロバート・ロウエル〔米国の詩人、一九一七－一九七七〕は言った、「うつは自分のため」。セックスはよりずっと魅力的になり、伴侶は好むかうんざりするかであろう。衝動はとても強くなり、他の場所でそれを満足させようとするかもしれない。恋愛はありふれたもので、離婚がお決まりとなる。ＨＩＶの罹患率は高い。自尊心は高まり、その人の技量が仕事に追いつく場合には、時にはそれが大きな成功へと導く。しかし一方、本当に頻回に、状況がその人を圧倒する場合には大きな失敗となる。ただし、過去は無い。現在もほとんど無い。未来のみが問題で、そこでは如何なる事も可能である。意思決定は容易で、罪の意識も疑いも無い。ただ実行のみ。物事を始める時にはトラブルはなく、終える時にある。非常に沢山のなすべき事があり、時間はとても少なく、た易く気が散る。

「躁病は友人達にとって極端である」ロバート・ロウエルは言った、「うつは自分のため」

結局は悪い決断がなされるかもしれない。衝動的過ぎて、それらの悪い決断はお決まりの四つのカテゴリーに陥る。すなわち、性的無分別、飲めや歌えの大騒ぎの浪費、向う見ずな運転、そして衝動的な旅行である。自家用車はその人の力強い自我の危険な肥大となり、事故や下手な運転記録、致死的な危険も稀ではない。旅行が好みの生活様式となる。つまり、それは明確なようで、物事は何処か他の場所で良くなるに違いない。一年間の内に数えきれない場所での生活が典型的である。あるいは、計画も無く何処かを訪問するのが理に適っている様である。離婚、借金、性感染症、仕事の不安定さ、—躁病は、ほとんどの人の大切にされた単純な目標、すなわち、家族、住居、仕事、安定した生活、に対する完全なる解毒剤（対抗措置）である。うつ病では、人は自殺する。一方、躁病では、人は人生を破滅させる。躁うつ病では、人は両方の悲劇の危険を被る。

「正常」な幸福感は、前後関係（文脈）でみなされる傾向がある。すなわち、もし私が宝くじに当たったら、私は幸福である。良いことが起こり、人は幸せを感じる。精神科医は、これを正常な気分反応性と呼ぶ。つまり、良いニュースや悪いニュースによって、より幸せに、あるいはより悲しい気分にそれぞれ正常に反応する能力である。

　この定義の問題は、それ自体は間違っていないのだが、異常な幸福とともに異常なうつ病にも実際に通常しばしば文脈がある。これは、私たちの心の分離脳の性質のためである。つまり、私たちは自分で感じる全てのものに対して、合理化した文脈を与える。しかし、その感覚が先に来て、合理化は後から来る。感覚はいつも正しく、合理化はしばしば誤っている。

昔、分離脳研究が行われる以前には、気分はその想定された原因に基づいて区別された。うつ病は環境において何らかの痛ましい経験によって引き起こされた「反応性」であり、それゆえ生物学的ではなかった。あるいは、それは如何なる環境要因が無くとも起こる「内因性」、すなわち生物学的であった。私たちは、今やこれが正しくないことを知っている。すなわち、躁うつ病のような病気の一部である多くのうつ病期は、あるライフイベントが原因でなくとも引き金を引かれる。(第二章で記述したように、引き金と原因の違いは重要である。)

この概念はうつ病に関して長く討論されてきたが、幸福感に関しては議論されてこなかった。暗黙のうちに、私たちはこの同じ常識を使う傾向があった。間違った理解だったのだけれども。すなわち、もし誰かが、XとYが起こった「ために」幸福であるなら、その幸福感は正常である。一体何も起こらなかった時に誰かが不可解に幸福であるなら、私たちは確かに彼や彼女が躁病かもしれないと考える。

この種の想定の良い例を、最近のドイツの臨床心理士達での研究に見つけられる。研究者らは彼らに対して、一人の重症うつ病の人と、もう一人の躁病の人の二つの小さな物語を与えた。これらの症例は、大うつ病エピソードと躁病エピソードのDSM-IVの定義をはっきり満たすように準備された。臨床心理士達は、これらのケースを、大うつ病、躁病、あるいはどちらでもない、と診断するよう求められた。九五パーセントの人がDSM-IVで定義された大うつ病の症例を正しく診断した。一方、たった三八パーセントの人が躁病の症例を正しく診断した

（五三パーセントの人はそれをうつ病と理解した！）。研究者らはある巧妙な工夫をした。すなわち、躁病の症例（うれしい気分で、睡眠の欲求は減り、活動性が亢進し、おしゃべりになり、衝動的な行動をとる）の半数の物語には、男性はガールフレンドとの新しい関係が始まったところだと提示した。別の半数の躁病の症例の物語では、それらの症状の外的な引き金は何も述べなかった。ガールフレンドの症例では、躁病の正しい診断は二三パーセントに落ちたが、ガールフレンドの記述のないもう一方の症例では、それは六〇パーセントに上昇した。

ガールフレンドは、とりわけ最初の頃は男性を幸福な気分にする傾向がある。しかし、躁病ではない。――少なくとも、双極性障害に対する強い生物学的な脆弱性が無ければ。

ガールフレンドがいるかいないかは、人が躁病エピソードを経験しているか否かを決めることとは関係無い。しかし、私たちの多くはその研究での臨床心理士達と同様に、このように考える。これは、共通感覚である。しかし、間違っている。科学は、いつ、なぜ、常識を拒絶するかについて学ぶことである。分離脳精神医学は、常識がしばしば誤るものであり、それはいつも真実を語るとは決してみなされるべきではないことを私たちに教える。

人は、正常な幸福感を容易には定義できない。特に、外的なライフイベントとの関係からでなければ。

おそらく、私たちはその代わりに異常な幸福感の多様性を定義しようとするべきである。

（この材料の或る優れた出典は最近になって翻訳されたもので、偉大な哲学者で精神科医のカール・ヤスパースの指導のもとに書かれたドイツ人精神科医ウイリアム・メイヤー・グロスによる二十世紀初期の学位論文である。メイヤー・グロスは後に英国に移住し、二十世紀のイギリス精神医学に大きな影響を与え、哲学者のウィリアム・ジェームズや他の人達の仕事も含めた十九世紀の魅力的な人達と協力した。）一つのアプローチは、異常な幸福感とは感情が或る人の心の全体を支配する時に生じるものだとみなすことであろう。すなわち、或る人の考えや感覚の全てに幸福感が吹き込まれる。対照的に、正常な幸福感は部分的かもしれない。つまり、私たちは、これやあれについて幸福であり、それは全てについての全般的な、あるいは絶対的な感覚ではない。ジェームズは、無条件の幸福の体験を「エクスタシー」と呼び、心理学者のケイ・ジャミソンはそれを「横溢《おういつ》」と表現している。例を紹介すると、ジェームズは、躁病患者（彼自身も含めて）の体験と宗教的な超能力者（霊媒師）の狂喜した体験に関心を向けた。ここに、ジェームズが霊媒師の体験から報告したある例が在る。

昨晩は、私の人生の中で最も楽しい夜だった。これ程長い間一緒だったことは決して無かったし、光、休息、そして私の心の中にある天国の美しさをたっぷり楽しんだ。それでもその間中、体の不安定さは全く無かった。・・・キリストの素晴らしい愛の、天国の甘美な、絶え間なく澄んで生き生きとした感覚が、一晩中続いた。キリストの私への親密さと、私のキリストへの敬愛と、言い表し様の無い程に甘美で落ちついた心で、・・・。私は自分自身、甘美な光の束か光線のような絶え間ない光の軌跡の中で、私の心の中に天国のキリストの心から神の愛の輝きが降りてくるのに気付いたようであった・・・。私は自分自身、これらの明るく気持ちの良い光線の中で、あたかも太陽の光線の中で堀を泳ぐように浮いているか泳いでいる様であった・・・。それは楽しかった。刺すような痛みは全く無く、どんな妨げも無かった。それは、私の心がその中に無くなってしまう心地良さであった。つまり、それは私の弱い体が耐えることが出来る全てのように思えた。

この種の完全に心を満たす多幸感は、背後にある外界と一体となった神秘的な経験かもしれない。全ては私と同一で、私は自分を取り巻く全ての一部のようである。なぜなら、私の一部はエクスタシーというこの心の飽和経験の内側で消えたからである。自分自身が外界の中で溶ける。

別の種類の異常な幸福感は、心を完全に奪うことによるエクスタシーとしては特徴づけられない。この幸福は、絶対的だからではなく現実的ではないから異常なのである。私たちは、良い事が自分たちの周囲で起こっているから現実的に幸福なのではない。私たちは、ただ心の中で幸福なのである。そして、私たちは幸福感を外界に投影する。私たちの幸福感は、全世界、抽象的な宇宙、神には広がらない。むしろ、具体的な物の中に、人がそれを言葉や行動で表現するのを後押しする歓喜の感覚を生じさせる。ここに十九世紀中頃の記述がある。

私は、柔らかい雲で持ち上げられていた。それは、あたかも過ぎてゆく一分毎に私の心が足かせから解放されるようだったし、言い表せないような大きな喜びと感謝が私の心に入ってきた・・・。全く新しい天国の生活が私の中で始まった・・・。私の考えが前方にこみ上げてきて、私はたった一時間前に情熱的にはっきり言ったことを否定した。しかし、私は言い様の無い程陽気で美しく変貌していた・・・。私は、その時私がいつも望んでいたような羨ましい程の状態であった。実のところ、私の心の中で天国を前もって味わう経験をした・・・。世界と人類は、私に微笑みかけた。私は、新たに人生を始めることが出来るように行動することを熱望した・・・。私の声は、突然明るくはっきりした。私は、ずっと歌った。・・・どの顔も私には認識できないほど美しく見えた・・・。私は、自分自身の自己犠牲で世界全体を幸福にし、全ての紛争を解決したいと望んだ。

感情は高まる。フランスの心理学者ピエール・ジャネ〔一八五九－一九四七〕は、行動への一押しと結びつけてそう表現した。躁病エピソードに典型的なこの経験はとても心地良いので、患っている病気についての私たちの連想と矛盾する。その状態を、ある人が書いている。「私は、なぜ病気という用語を使うのかが分からない。なぜなら、主観的には私はこれ以上なく良い感じである。時々、私は自分の活力と生産性が倍になったと考えた。というのは、それは私にとって、私が全ての事を知り、理解しているようにも思えた。つまり、私の想像力は無限の喜びを与えてくれた」

そして、この高められた力は単に感情的なだけではない。それは、肉体的でもあり特に性的である。というのは、その人の筋肉はより強くなったと感じる。ジャネは書いた。人の性衝動は高められ、性欲が亢進し、セックスが楽しくなり、頻回になってその満足も多様になる。

楽しい病気、これが躁病である。

しかし、喜びは苦痛と密接に結びついているので、この極端な幸福感は簡単にひっくり返されて怒りや気分不良となる。結局私がこのように聡明であるのなら、世界の他の人達はなぜそのことに気づかないのか？　私は、大統領と連絡を取れるようになるべきである。そして、私は彼の周囲の誰よりも物事が分かっているので、彼は私に耳を傾ける必要がある。私の知的な会話は、私の周囲の人達の愚行で、他人に気づかれないということが理解されていない点に反映されうる。私の心地良さが世界の現実と衝突する時、愛は憎しみに、喜びは怒りに直ぐに変わる。

ほとんどの躁病エピソードが怒りを含み、単なる純粋な多幸感ではないのはこの理由の為である。これが、躁病エピソードが心の底からの大喜びの経験ではない一つの理由である。私の患者の一人は、躁状態になった時にセックスを多く望み過ぎた。彼のガールフレンドはある程度応じたものの、彼女にも限界があった。それから、彼は狂って彼女を身体的に威嚇するまでになった。言うまでもなく、関係は続かなかった。

つまり、避けることが出来ない心理学の重力の法則がある。誰でもその種の高揚した気分への接近がかなえられた者は、ある時点で落ちなければならない。そして、速く。躁病の対価はうつ病である。

次に、最も悪いが不幸にも共通している結果で、躁病の活力や強さと、うつ病の気分や機嫌は、共に混ざり合う。私の患者の妻の一人は、双極性障害の夫に試練を受けた。「私たちの家では、彼は天気のようで完全に予測できなかった。ある時には、彼は感じが良く、次には、彼はあなたの頭を食いちぎる。あなたは、そのような誰とも住めない」

異常なタイプの幸福感には多くの種類がある。そして、それらは全てまったく幸福ではない。しかし、私たちのポストモダンの文化では、私たちは幸福について深くは考えない。そして、私たちは、それがカプセルで見つかるかもしれないとさえ思う。

第四章　プロザックの時代

一九八〇年代の終わりにかけて、みずがめ座の時代〔占星術によれば、自由、平等、博愛が尊ばれる時代。参考：うお座の時代はキリスト教による支配の時代〕はプロザックの時代に道を譲った。多くの米国人たちが、精神医学的な薬物、とりわけ副作用のほとんど無い新世代の抗うつ薬を通して、光明やある幸福の物差しを探すようになった。それらの最初がプロザックだった。ピーター・クレマーは、*Listening to Prozac* の中でその変化を記述した。彼は、プロザックやその延長としての新しい抗うつ薬が、重症の臨床的うつ病を治療する以上に何かをもたらすと主張した。むしろ、幾らかの抑うつ症状を持ちながら完全に重症のうつ病エピソードではない人たちにおいて、プロザックが人生に対する新たな洞察を与え、パーソナリティの抑制や限界から人々を解放するようであると。クレマーが示唆していたことは革命的であり、精神薬理学は重篤な精神疾患の為だけに必要なのではなく、過去に心理療法を探したような場合の生活上の日々の問題の手助けになるかもしれない。患者たちは病気から正常になるのではなく、彼らは正常から「より良く」なった。

私は、クレマーが書いたような人々を診察したのを覚えている。私は、かつて臆病な若い女性を治療した。神経質でぎこちなく、この世のものが全て彼女を拒否した安らぎをそれが与えることが出来るかの如く、彼女は水のボトルに吸い付いていた。彼女は、やや太めで色白で無邪気だった。彼女はあたかも空気が澄んだ開放的な地域の出身のようで、実際そうであった。しかしながら、ノースダコタは退屈過ぎた。彼女は、十八歳で家を出てボストンに来た。乳母として働き、学校よりも衣服にお金を費やし、ずっと退屈の終わりを探していた。「私は他の誰からも断絶している」と彼女は不満をぶつけた。―ボーイフレンドや彼女と一緒に生活した下宿の四十人の女の子達がいるにもかかわらず。彼女に関する限り、彼女は見知らぬ群衆の中で孤独に生活していた。このため、プロザックを服用した友達を見た時、彼女は直ぐに試してみることにした。一日一錠を一ヵ月間、彼女は飲み方を教える医師を必要としなかった。そして、それは効果を示した。「プロザックはあなたにどのように効きましたか？」私は彼女にたずねた。「初めてメガネをかけた時のよう」と彼女は答えた。「全てが突然クリアになったわ」しかし、病院に行かなければ、彼女の友達から貰った分も底を尽きた。彼女は、再び素朴で無邪気な繋がりの無い世界に納まった。

薬の処方と共に、クレマーは心理療法を実践した。実際、彼の最初の著作は夫婦の関係についてだった。彼を驚かせたのは、多くの人は心理療法では向上せず、しかし短期間のプロザックの服用によって、彼らは集中的な心理療法でより長い期間治療が困難だったパーソナリティの型において、多くの変化を成し遂げたということであった。

そして、彼の疑問は深くなった。うつ病の治療を超えて、この新しい抗うつ薬はうつ病ではない人々が幸福になる手段を提供するのだろうか？　プロザックは幸福のパズルの解決になるのだろうか？

クレマーは、最初は精神医学界からの抵抗に遭った。多くの学会の指導者達は、フロイトの精神療法に長く専念してきていた。そして、彼らは、統合失調症のような重篤な精神疾患に対してさえ、薬物を用いるという考えに長年にわたり抵抗してきた。軽症の不安や抑うつ症状に対してまでも薬物を用いるという考えは—ありきたりの心理療法の実施を思い描く「心配性」の何百万人の人達にとっては—、呪いであった。精神薬理学を実践した他の人達は、以前の医学モデルを実施した。すなわち、彼らは大いに病んだ人々の病気を治療することを望み、全体の人々を幸福にしたり啓発したりすることを望まなかった。

二十年近く経って、この初期の抵抗にもかかわらずクレマーの予測が現実になったことを、私たちは認めなければならない。私たちは、精神科医デイヴィッド・ヒーリーが書いているように、もはや「抗うつ薬の時代」に生きているのである。

とどのつまり、より良く成りたくない人がいるのであろうか？　この高度な競争社会において、仕事に価値が置かれて物質的な達成が重んじられるところで、もし一錠の薬がその人により多くの活力を与え、隣人より優位に立たせるならば、使わない理由は無いのではないか？　クレマーが問題提起したように、「今日の高度技術の資本主義、・・・自信、柔軟性、俊敏性、エネルギー・・・、これらは額面以上である」事実、一九九〇年代後半の株式市場バブルの一部は、プロザックや関連の抗うつ薬によって興奮していた高い割合を占めたニューヨークの投資家達によってもたらされた、という注目すべき憶測がある。病人の為の手術と健常人の為の形成術があるように、病人の為の精神薬理学とクレマーが述べた健常人の為の「美容精神薬理学」があるのは、必然かもしれない。

形成外科手術は、市民の少数の人達に確保されている。もっとも、部分的にはそれが高価であり医療保険によっては支払われないからである。何故なら、それは医学的疾患の治療を含まないためである。美容精神薬理学では事情が違ってこよう。米国の人口のおよそ一〇パーセントが人生のある時期に臨床的に重症うつ病の診断基準を満たすとすると、およそ二千五百万人を意味し、医療保険の保険保護は、病気として受け入れられた人々を辛うじて取り扱うことが出来る。もし私たちが残りの人口あるいはそのほとんどを彼らの生活上の何らかの形での不幸なだけでこれに含めるならば、美容精神薬理学の治療は米国人の大多数を含まなければならないのは明白である。しかし一方、美容精神薬理学の考えは多くの人々にとっては魅力的であるものの、その為に自腹で支払うという考えは普通の米国人たちには歓迎されない傾向にある。

クレマーの予想は、ある捻じれを伴って現実となった。精神科医たちや正常な状態の改善を求めて自腹でそれを支払うと率直に言う市民の代わりに、誰もが軽症の不安や抑うつ症状を伴ったものを多く含むように拡張された疾患概念の再構成に共謀した。もしある人が重症の臨床的うつ病の診断基準を完全に満たさない場合には、その人はより軽い「気分変調症」や「全般性不安障害」、「社会不安障害」、「後期黄体期気分変調障害（月経前症候群）」、あるいはおそらく「慢性疲労症候群」のような何かや、「線維筋痛症」、又は最近では「大人の注意欠陥障害」などの診断基準を満たすかもしれない。これらの状態は、様々な研究によりたまたまプロザックや類似の薬剤に反応し、ほとんどの抗うつ薬はこれらの診断ラベルの数々を治療するためにFDA（米国食品医薬品局）から公的な認可を得ていた。

精神科医のデイヴィッド・ヒーリーや他の人達は、この方法を「疾患喧伝《けんでん》（疾患の売り込み行為）」と呼んでいる。すなわち、疾患を治療する為に薬を創り出すのではなく、私たちが私たちの薬を使う為に疾患を創り出すのである（第七章参照）。彼らは、宣伝に携わっている製薬会社を非難している。他の宣伝と何も変わらないと。もし私が新しいクッキーを持っていて、ほとんどの人がそれを食べたことがなければ、私は宣伝して人々に私の新しいクッキーを味見するように励まして売りさばく。その結果、もし私が成功すると、私の種類のクッキーを食べることが今や以前には無かった米国流のダイエットになるのだろう。ヒーリーの主張によれば、製薬会社は、精神疾患、特にうつ病とその変種（不安障害など）に同じ事をした。クレマーもまた、私たちの多くが「医薬品中心の世界観」に影響されている事に気付いている。今日の西欧社会では、薬は私たちが自分の生活をそれによって理解し、翻訳する比喩であり仕組みでもある。すなわち、バリウムは一九六〇年代の不安を鎮め、プロザックは一九九〇年代の貪欲さを刺激した。

私は、ヒーリーとクレマーは共に正しいと思う。ヒーリーが正しいのは、製薬業界は明らかに疾患の定義を自分たちの利益へ操作した。そして、抗うつ薬で治療されているもののほとんどは精神疾患ではなく、確かに伝統的に臨床的な注目の中心であった重篤な状態のそれではなかった。クレマーが正しいのは、非常に多くの精神的な苦しみが向こうにあり、少なくともある人達においては、精神科薬物療法がそのような苦しみの幾らかを軽減するのを助けることが出来るという点である。

軽症の抑うつ症状は、実際には人生に有用な洞察を生む

ここに、この明白なパラドックスに対する答えがある。すなわち、私たちは抑うつリアリズム〔抑うつ的な人は世の中をありのままに認識しているだけであるとする考え方で、ベックの理論とは対極にある〕と認知的な歪みのモデルの区別をしなければならない。抑うつリアリズムを扱う場合には、ヒーリーは正しい。そして、認知の歪みを扱う際には、クレマーは正しい。言い換えれば、軽症の抑うつ症状は、実際には人生に有用な洞察を生むし、最終的にはより大きな幸福へ導く可能性がある。一方で、これらの軽症のうつ病を治療して遠ざけてしまうことは、たとえ私たちが出来るとしても、最終的には幸福に関して逆効果である。他方で、さらに重症のうつ病は洞察を失うし、その人が十分に生活を送れるより大きな能力を作り出すように治療されるべきである。

さらに重症のうつ病は、洞察を失うし治療されるべきである

私の患者の一人がかつて指摘したように、うつ病を治療して遠ざけてしまうことは、それ自体幸福を生まない。それは、単に障害を除くのみである。うつ病は、幸福に辿り着く道の途中にあるのだと。

プロザックが軽い抑うつ不安症状を伴ったうつ病ではない人々に有用であるというクレマーの主張するところのものに疑問は残る。もしこれらの人々に抑うつリアリズムがあるならば、私たちはプロザックが役に立たないことを期待する。しかし、クレマーははっきりと数々の事例を記述している。六例全てにおいて、プロザックは極めて役に立った。

それらの症例を読むことは、得るところが多い。クレマーが指摘しているように、これらの人々は誰も典型的な重症うつ病ではない。典型的なうつ病では、患者は正常なパーソナリティで、普通は六～十二ヵ月間続く強い抑うつエピソードがあり、その後自然に回復する。人は何年間も完全に正常かもしれず、通常は幸福であり気分や活力は平均的である。その次に別のうつ病が発症して六～十二ヵ月間続き、そしてまた回復する等々である。クレマーの症例の人々は、大うつ病エピソードの標準的な精神医学的診断基準を十分に満たす重症うつ病ではなかった。むしろ、彼らは慢性の軽い悲哀感と不安、顕著な内向性、そして仕事や人間関係における

成功を妨げるパーソナリティの特徴を持ち、個人的な不幸が多くなっていた。プロザックによって、彼らはより外向的で楽観的、そして精力的になり、結果としてより多くの人々と親密な人間関係を築いて、仕事や学校でより顕著な成功を収めた。

それぞれのケースで、プロザックは個々人のパーソナリティや性格、そして彼あるいは彼女の気分、活力、態度の基本的な状態を治療していた。私たちは、パーソナリティには他の全てのもののように生物学的な部分（完全に生物学的ではないが）があることを知っている為、かなりの効果があることには驚かない。その生物学的な部分は、いくつかのケースでは、プロザックや他の投薬によって影響を受ける。全てのパーソナリティは、正規分布曲線上にある。例えば、内向性―外向性のパーソナリティの特徴において、ある人達は非常に内向的（とても内気）で、ある人達は非常に外向的（社交的で陽気）である。ほとんどの人達は、その間の何処かである。もう一つの主要なパーソナリティの特徴は不安で、神経症的傾向とも呼ばれる。すなわち、ある人達は非常に不安が強く（とても神経質で心配性）、ある人達はほとんど不安が無い（穏やかで、禅のような）。そして、大多数の人達はその間の何処かにある。幾つかの臨床的な研究は、プロザックのようなセロトニン作動性の抗うつ薬が、人類を特徴づけるパーソナリティの性質の正規分布曲線を上げたり下げたりするらしいことを示している。このように、例えばあまり外向的ではない人がより外向的になったり、より不安で神経症的な人があまりそうではなくなったりする。この種のパーソナリティの変化は時には顕著で、抑うつ症状それ自体への如何なる影響とも独立している。この意味で、クレマーとヒーリーの間の明らかな対立は、何が影響を受けているかについての混乱を表している。すなわち、病気なのかパーソナリティの特徴なのか。もしあなたが、基本的なパーソナリティとして極端に内向的で心配性だとしたら、プロザックはおそらくあなたにとって役に立つであろう。もしあなたが、極端に外向的で落ち着いているなら、あなたにはプロザックは必要ないだろうし、役にも立たないであろう。私たちのほとんどは、パーソナリティの特徴の正規分布曲線の真ん中かそれに近いところにいるので、プロザックは問題外であろう。

私たちのように正常な、全く正常過ぎる人々のほとんどにとっては、幸福のための薬は無い。抗うつ薬は、その解決にはならない。臨床的に重症なうつ病の少数の人達やパーソナリティの特徴の極端な人達にとっては必要であるが、プロザックのような抗うつ薬は私たちのほとんどを幸福にする訳ではない。事実、—かつてメランコリー気質と呼ばれていた—軽症の抑うつ症状は、究極的には幸福の道へと導く人生の現実に対するある洞察をおそらく提供する。本当の幸福の方向へ向う重要な一歩は、薬理学的な幸福の幻想を諦めることである。ちょっとした道具やおもちゃが私たちに宣伝されるように、私たちは製薬業界によって、特に抗うつ薬のような錠剤を沢山使うように宣伝されてきたというのが現実である。この点に関して実際に意味があるのは、プロザックが私たちの日々の幸福に対して手助けしないだけではなく、むしろプロザックは躁病反応を引き起こすことで私たちを更に不幸にするかもしれないということである。米国資本主義は、私たちの絶望に対する現実の人間的な反応の代わりに、躁病の軽薄さを直接に引き起こそうとして殺気立って暴れ狂っている。

………………………………………………

米国資本主義は、私たちの絶望に対する現実の人間的な反応の代わりに、躁病の軽薄さを直接に引き起こそうとして殺気立って暴れ狂っている

………………………………………………

言い換えれば、プロザックは躁病を引き起こす。私たちは、精神疾患の患者においてこのことを知っている。躁病、つまり高度に過活動的な臨床症候群によって、何週間も続けて睡眠を必要とせず、早口でまくし立て、そしてしばしば大金の浪費や性的な無分別などの衝動的なことをする。躁うつ病の人々においては、私たちはその病気の一部としてこれらの症状を診ることになる。重症うつ病のみのようにみえる他の人達において、プロザックや他の抗うつ薬はそのような躁病の時期を引き起こしうる。

そのようなプロザック誘発性躁病の臨床例を、米国民における抗うつ薬の大量使用によって生じている事の類推としてみることが出来る。ここでは、私は、子どもにおけるリタリンと同様に、精神刺激薬であるアンフェタミンの高頻度使用を含めよう。なぜなら、アンフェタミンの類もまた抗うつ薬である。何百万人もの大人や子どもに与えられたプロザックやリタリンの効果は、彼らを幾らかより活動的にし、多くの例で幾分躁病的にする。おそらく、米国が躁病のような表層的な活発さの文化をどのように促進しているかという私たちの議論は驚くべきではない。プロザックや抗うつ薬は、その種の躁病のような振る舞い、そしてそれらの流行に加担している。しかし、もし私たちの生活の現実的な絶望に気づかなくするそのような躁病の表層性が有害であるならば、全市民レベルでのこれらの抗うつ薬の使用は、やはり有害である。

マーガレットは自信たっぷりに私の診察室にぶらりと入ってきた。「私にはどんな抗うつ薬も処方しないで！」彼女は断言した。「どれも全て私を悪くするから。それであなたのところに来たの。治してよ」

明らかに、私は彼女と一緒に抗うつ薬の危険性と利益について分析する必要はないであろう。彼女は、過去二十年以上にわたり、それらのうち少なくとも新しいものを全て服用していた。かつて彼女がプロザックを服用していた時、二日間眠れずに性的なエネルギーの顕著な高まりを感じ始めた。彼女は、コンピューターに電源を入れて職場のある同僚にメールを送った。そして彼と彼女は結婚したが、彼に対する彼女の性的な欲求は、結婚の委細をつまらないものに思わせた。

「私はあなたとセックスしなくてはいけない」彼女は書いた。どんな種類の性的行為を彼女が望んでいるかを詳しく書き続けた。二週間余りの間に六百通のメールが続き、その後、彼女には完全に連絡がとれるように拘束されたビジネス旅行があった。彼女に自殺の恐れは無く、入院の必要も無かったが、彼女は抑うつ的であった。彼女は、過去に躁病を経験したことが無かった。彼女の二十年の経過の間に担当した精神科医の四人は、繰り返し彼女を軽症うつ病と診断した。しかし、妙なことに彼女は抗うつ薬によってほんの少し良い以上の状態には決してならなかったし、しばしばそれは二、三ヵ月間のみで、その後にはなぜか沈んだ気分が戻ってくるのだった。彼女は、幾分疲れた様子であまり良く集中することが出来なかった。彼女は、自分の投資会社の中で他の人達より仕事が遅くなっていた。彼女は競争のトップでいる必要があった。すなわち、彼女には抗うつ薬が必要だった。（多くの人は抗うつ薬で躁病になり、その後うつ病に沈む。つまり、彼らは安定して正常であるという意味では決して「良く」なってはおらず、代わりにうつ病エピソードに入ったり出たりする周期がどんどん短くなっている。）

ホテルで過ごした一週間後、彼女は少なからず罪悪感を持ち始めていた。彼女の性欲は、渇望の裂けた海から欲求の大河に変わっていた。彼女はかかっていた精神科医を受診し、彼女が経験したことは異常であったのかどうかをたずねた。彼女の主治医は、抗うつ薬を別の抗うつ薬に替えた。

最終的に、彼女の夫は何が起こっていたのかを理解した。そして、夫婦は彼女の心理療法家のもとを訪れた。その人のアドバイスで、彼女は抗うつ薬を止めていつもの自分に戻った。やや抑うつ的だがもはや躁病ではなかった。

彼女が私を受診した後、私たちは彼女に気分安定薬を処方した。それは彼女の軽症うつ病を取り除いたし、その上に躁病も防いだ。彼女は、三年間とても調子が良かった。しかしなお、彼女は私が忘れていると思うと、「覚えておいて、私には決して抗うつ薬を処方しないで」といつも言っていた。

そして、依然として私たちはそうしている。アメリカ合衆国での全ての精神科処方の内のおよそ三分の二は抗うつ薬である。私たちがうつ病や躁病に対して用いる神経遮断薬（抗精神病薬）を追加すると、精神科処方は唯一循環器治療薬に次いで全世界で最も利益の上がる部類の薬である（二〇〇六年の総収入は百三十一億ドルで、循環器治療薬は百八十九億ドル）。それ程に多くの人達が、それ程に多くの薬を必要としているのだろうか？　どのようにして医師達はこれら全部の処方を説明するのだろうか？

これらの質問に答えるために、医師であることが何を意味するかを私たちは問いかけなければならない。通常、私たちがその質問をすると、私たちには例の古代ギリシャの医学思想家の声が聞こえてくる。彼が教えたことを誤解された形で引用されているヒポクラテスである。

第五章　知られざるヒポクラテス

今日、私たちは精神医学においてヒポクラテスの伝統とのつながりを失ってしまった。私たちは、それがどういう意味であるのかさえ知らない。これは、プラトンを忘れた哲学者たち、現代物理学で誤解されているニュートン、あるいは生物学で無視されているダーウィンのようなものであろう。

ヒポクラテスは、単なる象徴ではない。彼は、深遠な医学の哲学者だった。彼は、医学が如何にあるべきかや、医術の危険性を教えた。医師達が彼らの職業の意味について真剣に思索すると、それらの最も賢明な者は必ずコス島出身のその医師へ辿り着く。

ほとんどの人は彼に対して口先だけのお世辞を言うし、もしたずねられるとその人をヒポクラテスの誓いや、「先ず、害をなすなかれ」という格言と関連づける。実際には、ヒポクラテスはこれを言わなかった。つまり、この一節は十九世紀にでっち上げられて、間違ってそのギリシャの医師に由来するとされた。

その歴史の捏造にもかかわらず、私たちがこの格言の意味を問うと、ほとんどの医師は、医学史の科目を履修したこともないのに、それは何はさておき患者を傷つけるべきではないという意味である、と答えがちである。あるいは、おそらく彼らは標準的なリスク—便益解析へと解釈し、治療の利益が害を上回るべきであるとするだろう。

これでは全く表層的だ。

それは、ニュートンが木の下に座って物体の落下を教えたと言っている物理学者達のようなものだろう。重力の法則以上のものがニュートンにあったように、ヒポクラテスにはヒポクラテスの誓い以上のものがある。

精神科医は、頻繁に薬を処方する。私たちはそのことを懸念する分別を持っているのだろうか？　私の意見では、現代の精神科臨床は、ヒポクラテスの伝統（以下に定義）とは反対に、向精神薬処方の過剰使用が科学的な証拠の基盤をはるかに超えている。私は向精神薬処方を避けるべきだと主張しているのではなく、単に処方の頻度を減らし、しかしむしろ意識してネオ・ヒポクラテスの見識の範囲でそれらが使われるべきだと考える（私はヒポクラテスの考えをBC四世紀ではなく自分たちの時代向けに解釈しているので、「ネオ」と言っている）。精神薬理学の最良の根拠—いつ処方し、いつ処方しないか、何を処方するか—は、診断と治療に対するヒポクラテス的なアプローチの再発見において見出されるべきである。

アメリカ合衆国では、精神科医は自分たちの患者の八二パーセントに処方している。一九八七年から一九九七年に、うつ病に対する抗うつ薬処方は、三七パーセントから七四パーセントへと二倍になった。そのような患者への精神療法は、七一パーセントから六〇パーセントへ僅かに減少した。一九八七年と一九九九年の間に、不安障害に対する抗うつ薬の使用もまた一八パーセントから四四パーセントに増加した。ベンゾジアゼピン系の抗不安薬（バリウム、アティバン、クロノピンのような）もまた日常的に処方されている。しかし、四七パーセントの例では、治療に関わっていない研究者らは、そのような抗不安薬に対して診断に基づく適用を確認できなかった。一般的に、精神療法の頻度は減っていない（一九八七年の三・二パーセントに対して一九九七年の三・六パーセント）。しかし、精神療法のみはずっと少なくなっている（精神療法を受けている人の抗うつ薬の併用は、一九八七年の一四パーセントに対して一九九七年では四九パーセントに増えた）。

この実践パターンは、ほとんどの精神科医が先ず精神療法をしていた三十年前と比較して大きく逆転している。神経科学の進歩と、米国精神医学会の精神疾患の診断と統計マニュアル第三版（DSM‐Ⅲ）が一九八〇年に出版された後、診断により大きな重点を置く（古典的な医学の伝統におけるように）精神医学における変化に助けられて、精神薬理学の革命が起こった。

かつて何十年も前に精神療法が有効なものの中心とみなされていた領域で、今や気分障害のような精神医学的状態において、精神療法を補助的なものとして精神薬理学が中心とみなされている。もっとも、両者の併用がしばしばいずれかの単独よりはより有効とみなされているが。

理論上は、通常引き合いに出される生物・心理・社会モデルでは、投薬プラス精神療法が最適な治療であるとしばしば言われている（第六章参照）。実際には、かなりの患者たちにとって精神療法は高価であるか、あるいは近づき難い。そして、時々患者たちは、彼らの好みに従って精神療法から手を引く。というのは、しばしば医療保険会社が優先的に安価な選択肢の保険金を支払う（投薬か、非精神科医による心理療法）。このように科学的なそして非科学的な要因によって、精神科薬物治療はほとんど判で押したように利用される。一方、精神療法は断続的に供給される。

そして、国立併存疾患調査（NCS）の酔いが醒めるような結果がある。すなわち、現在（精神科）臨床医によって治療されている（ほとんどは向精神薬の投薬）人の五〇パーセントのみに診断できる精神疾患があると。言い換えると、精神科医の実際の治療は診断よりも症状によって促されている。

それゆえ、今日の精神科臨床は、投薬による症状の積極果敢な治療を含んでいる。このアプローチが、優れて科学的で、倫理的で、そして医学専門職の歴史的な伝統なのだろうか？「先ず、害をなすなかれ」、後にラテン語に訳された *Primum non nocere* のような、ヒポクラテスの誓いの倫理的な格言としばしば関連付けられる「ヒポクラテス的」なる用語には、世間一般の誤解がある。偽の主張は次のように言及されている。つまり、完全にオリジナルの引用は Book I of *Of the Epidemics* からの格言の中にあった。それは、「病気に関しては、二つのことを習慣とせよ―助けるか、少なくとも害をなさない」医学におけるヒポクラテスの伝統は、このように治療に対する単に保守的なアプローチとして確認されている。このよく知られた単純化は、部分的には正しい一方で、彼の思考の深遠な才能を捉えていない。というのは、その倫理的な箴言は抽象的な意見ではなく、むしろ疾患のヒポクラテス理論から発展したものだからである。

基本的なヒポクラテスの信念は、自然が癒しの源泉であり、医師の仕事は治癒過程において自然の力を助けることである。非ヒポクラテス的な考えでは、自然が病気の原因であり、内科医（そして外科医）は治癒を達成するために自然と戦う必要があるとする。古代ギリシャにおいてさえ、軽い病気を治すために、医師たちは多くの水薬や丸薬を持っていた。ヒポクラテスはそのような侵襲的な医療に抵抗し、彼の治療的なすすめは、しばしば食事、運動、ワインであった。—全て、回復における自然の力を強化するように意図されていた。もし自然が治すなら、医師の仕事は自然の力を注意深く速めて、病気の重荷が加わるのを避けることである。

この疾患哲学に基づいて、ヒポクラテスの学徒たちは疾病を三種類に分けた。すなわち、治せるもの、治せないもの、そして自然治癒するものであった。治せる疾病は、自然回復過程を助ける目的での介入が必要である。治せない疾病は、一般的には治療しないのが最も良かった。なぜなら、治療で病気は改善せず、副作用によって苦痛を増すだけになるからである。自然治癒する疾病にも治療は必要なかった。なぜなら、それらは治療の便宜が生じるまでに自然に回復した。病気は自ら消えたし、やはり不必要な副作用の重荷を無視するのみであった。*Primum non nocere* の概念は、このように診断された疾病の種類に基づき、いつ治療すべきでいつ治療すべきではないのかを知ることを意味していた。

もし精神薬理学に当てはめるとすれば、ヒポクラテス的アプローチは、私たちが治癒の自然経過を明らかに助ける事ができて副作用に十分注意を払う場合を除いて、出来る限り投薬を避けることになる。ヒポクラテス的伝統の精神薬理学者は、気分エピソードにおけるようなある時点での自然回復を含む精神疾患の自然経過の時はあまり投薬をしない。ヒポクラテス的な精神薬理学者は、しばしばいかなる薬物治療も避けて、代わりに心理社会的な介入―精神療法や生活スタイルの変更（転地、転職、運動）など―を重視する。自然治癒過程に拍車をかけるために。

……………………………………………………………………

ヒポクラテス的アプローチは、私たちが治癒の自然経過を明らかに助ける事ができて副作用に十分注意を払う場合を除いて、出来る限り投薬を避けることになる

……………………………………………………………………

非ヒポクラテス的アプローチは、ガレノス派医学の伝統によって最もよく示される。ほとんどは、人体は感情や肉体の健康に影響する四つの液体や体液によって支配されているとする信念と関係している。先の時代には、体液は瀉血や嘔吐によって「平衡」が保たれていなくてはならなかった。（今では、セロトニンやドーパミンのような化学物質の平衡を保つことは、診断や治療の背景の推進力である。）臨床観察は貶められている。自然は敵とみなされ、医師は治癒の源泉とみなされる。病気は別の方法では和らがないという信念のもとに、治療は自由に行われる。

医学（精神医学を含む）の歴史は、ヒポクラテス的伝統とガレノス的伝統の絶え間無い対立とみなすことが出来る。この自然と病気についての二分法は、幾分人為的である。自然は、病気の原因かつ回復の源泉の両者のようにみえる。実際、いくつかの疾患においては外科医が極めて非ヒポクラテス的に、それを切除することで確かに病気を治す。しかし、外科においてさえ、ヒポクラテス的伝統は重要である。例えば、現代の創傷治癒の方法は、ヒポクラテス的な見解（「神が治す。そして、外科医は傷を手当てする」すなわち、傷を清潔に保つ）と、非ヒポクラテス的な見解（治癒を遅らせる外科的なデブリードメントの繰り返し）の長い戦いの結果である。

精神医学の歴史では、これら二つの哲学の対比が常にあった。ヒポクラテス的な方法への回帰として、十八世紀後半のフランス人精神科医フィリップ・ピネルによって紹介された「モラル療法」を見ることが出来る（ピネルは明らかに自身をヒポクラテス的とみなしていた）。対照的に、米国精神医学の父とされる彼の同時代のベンジャミン・ラッシュは、直接にそして手荒にヒポクラテス的な思想を治療的保守主義であると攻撃した。（「ヒポクラテスがなした悪影響は計り知れない。はじめは自然を彼の名によって特徴づけ、後に病人の上にそれを放置した。何百万もの人がその手によって滅びた」と。）ラッシュは、精神病患者をヒルで吸血させて大量に瀉血し、そして催吐剤で嘔吐させる治療を強く主張した。精神外科や統合失調症の脳梁切断治療のような生物学的精神医学への幾つかの二十世紀のアプローチも、また非ヒポクラテス的理論である。この歴史を見過ごすことは出来ない。二十一世紀の新しいヒポクラテス的な精神薬理学へ向かって前進するために、私たちは最初に十九世紀の偉大なヒポクラテス的先達たちから学ぶべきである。

ヒポクラテスと同じく、カナダの医師ウィリアム・オスラーは二十世紀初頭のジョン・ホプキンズ大学病院内科の有名なチーフで、後にオックスフォードの所属となったが、よく引用されるもののほとんど読まれていない。彼は、人間としての患者を強調したことで医学ヒューマニズムの父として最もよく知られた、理想的な育ちの良い医師である。しかし、オスラーの最も素晴しいところは、彼は科学志向の先頭に立った医師だった。すなわち、彼は、病理学の重要性と病理学的な確証と臨床検査に基づく臨床技術を強調した。彼は、単なるヒューマニストの臨床医として誤解されている。というのは、彼は、自分で行った一千件以上の検死解剖で理解した事柄によって自分の臨床観察を検討した。彼は、積極的な投薬治療に反対しつつ、臨床観察と診断を強調して、ヒポクラテス的伝統を強く主張した。彼の治療的保守主義（ある者はそれを「ニヒリズム」と呼んだ）は単に個人的な態度ではなく、ヒポクラテスのように、科学的な医学の結果であった。

オスラーの時代には、医師たちは、瀉血や、丸薬や水薬での浄化（下痢、嘔吐）を繰り返していた。彼らは疾患を無視したので、オスラーはヒポクラテスの見解を引用して、これらの激しい治療の反証を挙げた（丸薬や水薬と同じように瀉血や嘔吐、下痢についても）。すなわち、「人は、人体解剖の全てを理解していなければ有能な外科医になることは出来ないし、生理学や生化学の知識の無い内科医は目的の無いやり方でまごつき、如何なる疾患の正しい概念も得られないである種の豆鉄砲薬学を実践しており、今や病気と患者を撃って彼自身どちらがどちらか分からなくなっている」

オスラーは、科学的な医療は症状ではなく疾患の治療であると感じていた。医師たちは、症状を特定して治療をすることから、それらの症状を引き起こす疾患を理解することへ焦点を移す必要があった。一旦それらの疾患が理解されると適切な治療が生まれてくる、とオスラーは考えていた。黄染された皮膚に対する抗黄疸療法や、熱に対する解熱治療や、疲労に対するプロエナジー療法や、寒気に対する防寒治療の代わりに、それらの症状を生じる症候群が研究される必要があったし、もしある疾患として確認される（肝炎のように）なら、一つの疾患を治療することが多くの症状を治すことになる。

要するに、解決策は投薬の前の診断であった。

その戦いにおいて、私たちは庶民の間に在る無知といんちき療法や、この階級の人達の中に在るあらゆる種類の狂気に絶え間なく反対していかなければならない。投薬ではなく、診断が私たちの攻撃の主要な武器である。疾患の認識の方法における系統だった個人のトレーニングの欠如は、治療薬の間違った適用へ導き、治療が役に立たない時にはその治療は長期化して、私たちの方法における自信の欠如に正に直接につながり、いかさまの程度に基づいて公衆の眼差しの中で自分たちを位置付けることになる。

これは、科学的医療と非科学的医療の境界線であった。非科学的な医師たちは、その後に治療する症状のみを知ろうと質問した。科学的な医師たちは、症状が疾患につながるか否かを知ろうとしたし、その時にのみ彼らはその疾患を治療したであろう。

十九世紀には、病気の治療における革命と新しい医学校の発展が目撃された。古い医学校—通常のそしてホメオパシーの—では、彼らは薬に信頼を置き、それは彼らの実践の主要素であった。全ての症状に対して、上手いやり方や薬があった—ある場合には、汚い吐き気のする混合物だったし、他の場合には、口当たりの良い無害な希釈だった。新しい医学校の特徴は、二、三の良いもので十分に試された薬に対する安定した信頼であった。一般的になお使われている薬の大多数は、ほとんどあるいはまったく信用しなかった。

オスラーの言及している「二、三の良いもので十分に試された薬」は、精神医学にとっては特に関連がある。私たちには、基本的に四つの主要なカテゴリーの薬—抗うつ薬、抗不安薬、気分安定薬と抗精神病薬—がある。そして、幾つかの例外を除いて、それぞれのクラスは似たような効果がある。私たちの最も強力な生物学的な治療介入は、長年にわたり使われている。

すなわち、電気痙攣療法あるいはECT（一九三八）と、リチウム（気分安定薬、一九四九）、モノアミンオキシダーゼ阻害薬（抗うつ薬、一九五七）、ベンゾジアゼピン（抗不安薬、一九六〇）、クロザピン（抗精神病薬、一九六三）などで、この四つのクラスの薬の中の何れもこれ以上に効果のある薬は発見されていない。（一方、ある誇張で、カナダの精神薬理学の革新者であるハインツ・レーマンはかつて言った。最も古いアンフェタミン、デキストロアンフェタミン、そして最初の抗精神病薬のクロルプロマジンで全ての精神医学的な状態が治療出来ると。）

オスラーはまた、未来の戦略も見越していた。すなわち、もし仮に私たちが疾患志向の医学を拒否するならば、過剰投薬への社会的な力のなすがままになる。つまり、患者は自分たちで投薬する（「人は元来薬を欲する」）し、製薬業界（それについては、彼の警告は全くよく知られている。すなわち、「現代の薬学に私たちは多くの恩恵を受けているし、将来はもっと多くの薬学的な方法の世話になるであろう。しかし、この職業（医師）にとって、巨大で国境を超えるような製薬企業ほど油断ならない敵はいない」）そして医師自身の経済的な利益もある（薬を渡すことで患者を喜ばせておける）。

　したがって、私たちにはヒポクラテス的精神薬理学の最初のルールがある。

オスラーのルール：症状ではなく、病気を治せ。

非ヒポクラテス的医学と戦ったもう一人の鍵になる人物は、オリバー・ウェンデル・ホームズで、彼は一八六一年のマサチューセッツ医学会のある講演の中で、ヒポクラテス的医学における投薬の役割について述べた。

医学においては、法律におけるように推定することが極めて重要である。人は、有罪であることが証明されるまでは推定無罪である。薬は・・・、常に有害であると推定されるべきであると。それは常に直接的に傷つけ、時々間接的に有益であるかもしれない。もしこの推定が確立されるなら・・・、私たちは、全体としてなされた投薬によって効くというより害であったという話を・・・、それ程頻繁に聞かないだろう。（傍点部分は原文のイタリック）

そして、ホームズは次のような結論へ進んだ。

創造主が自分自身で処方するようにみえるアヘンを投げ出せ。というのは、私たちは、真っ赤なけしがトウモロコシ畑に育っているのをしばしば見る。あたかも、食料を与えられるべき飢餓があるところにはどこでも、同様に和らげられるべき痛みがあることが予見されているように。そして、私たちの技術では発見しなかった、ほとんど加えることの必要が無かったいくつかの特効薬「すなわち、ビタミン、ミネラル」を投げ出せ。そして、食料であり、麻酔の奇跡を起こす蒸気であるワインを投げ出せ。そして、私は固く信じている。今使われている医薬品の全ての物質「私たちの今日の医師の、机上参照本と同等の」が海底に沈んだなら、人類にとっては全く良いであろう。―そして、魚たちには最悪だろうと。（傍点部分は原文のイタリック）

この医学におけるヒポクラテス的原理への回帰の雄弁な宣言は、ニューヨーク・タイムズ紙の一面を飾った。しかし、現代の医学には根付くことが出来なかった。

ホームズは、ＥＢＭ（evidence-based medicine）で発見された個別の患者に対する最適治療の概念の単なる先駆けとみなすことが出来る。すなわち、彼は、薬が処方される前に役立つという証明を求める。事実、ホームズの講義は、合衆国において医薬品を市場に出すために有効性の証明が必要だとする一九六三年のＦＤＡの法律を支持するものとして、一世紀後に引用された。

しかし、ホームズは更に先に行っていた。つまり、彼は薬理学の哲学を提供した。（害であることが証明されるまで）薬を使うという怠慢な姿勢よりも、（有効であることが証明されるまで）薬を使うべきではないという臨床家の不履行の姿勢が基本であると主張した。これは、法律尊重主義の議論である（名高い最高裁判所裁判官の父に相応しい）。つまり、法律では人は有罪と証明されるまでは無罪である。ホームズによれば、医療において薬は無罪と証明されるまでは有罪となるべきである。それらは、有害であるという推定があるべきなのである。それらは、有害であると証明される必要はなく、安全で有効であると是非とも証明される必要がある。

このように、ホームズの理論では、医師が治療の危険性と利益を評価する際には、患者の便宜の側に立って着手する必要がある。私たちは、全ての薬は有害であると考えているので、有益性のいくらかの証明があるまではどれも使われるべきではない（より確かな科学的証明であれば、より良い）。選択肢の全体は証明された治療に限られるべきであり、利用可能な全ての治療（しかし、しばしば十分に証明されていない）とすべきではない。その代り、患者らと医師たちは多くの場合に安全な側で始める。すなわち、どれが手に入る中で最も安全な薬なのか？　このアプローチでは、プラセボやプラセボに似た薬で、副作用の点では支障のない、しかししばしば有効ではないもの（特に保険適応外の使用）が最も安全な治療であろう。一例として、一九九〇年代後半の気分障害に対する抗てんかん薬ガバペンチンの粗放な使用は、当時有効性の証明は無く、後に急性躁病には無効であることが証明された。

そこで、ヒポクラテス的精神薬理学の二番目のルールは、

ホームズのルール：すべての投薬は無罪と証明されるまでは有罪である。

今日では、多くの精神科医が非科学的な症状志向の治療をしている。不眠には鎮静薬、疲労や注意散漫には精神刺激薬、緊張には抗不安薬、抑うつ症状には抗うつ薬、そして単なるむら気には気分安定薬、―これらが過剰で無効な多剤投与につながっている。

批評家たちは、症状志向のアプローチを擁護する。なぜなら彼らは言うかもしれない、私たちは医学的な疾患概念としては本当には精神疾患を理解していない。私たちはそれらの原因や病態生理が解かっていない。しかしながら、精神医学には少なくとも二つの十分に確立した疾患がある。すなわち、統合失調症と躁うつ病である。これらの原因や病態生理に関しては幅広い研究があり、双極性障害の場合には、あるものは治癒する（リチウムがそのような患者のおよそ三分の一において、全ての症状を完全に治す）。私たちは、神経科学革命の後、今ではこれらの疾患を以前よりもずっとよく理解している。私たちの理解の不足でさえ、このヒポクラテス的な「疾患を基にした」アプローチを支持する。ヒポクラテスの哲学は私たちに、私たちが疾患について解らない時に、解っている時と同様に何をすべきかを教える。疾病があるかどうか確かには判らない時には、その伝統は私たちに治療しないように教える。批評家たちは、患者は助けを求めて私たちの所に来ていると言うかもしれない。彼らは苦しんでいる。私たちは何かをしなければならない、私たちは彼らの症状を治療しなくてはならないと。ヒポクラテスが教えることは、しばしば何かをしないことが私たちに出来る最善だということである。これが格言の裏にある意味である。つまり、病気に関しては、助けるようにせよ、あるいは少なくとも害をなさないように。

　これらの考えは、もし私たちが診断の階層性の概念を理解すればあまり議論の余地は無いことが判明するかもしれない。精神医学におけるヨーロッパの伝統由来で、ここでの考えは、もし他の（階層がより高い）診断があれば、ある（階層がより低い）診断はなされるべきではない。すなわち、全ての診断は対等（横並び）につけられる訳ではない。そのように、誰かがある声（幻聴）を聞いた時に、もしうつ病と躁病が最初に除外されていないのであれば、私たちは統合失調症の診断をつけるべきではない。あるいは、誰かがうつ病の時には、私たちはパニック障害や「人格障害」の診断をつけるべきではない。同様のことが、他の単一症状の診断にも当てはまる。それらは、ＡＤＨＤ、摂食障害、性的嗜癖である。

　診断的階層の概念は、薬物治療に対するヒポクラテス的なアプローチの基礎である。気分の疾患は抑うつや躁だけでなく如何なる精神医学的症状をも生じるので、気分の状態の治療は全ての関連した気分以外の症状も改善しうる。多くの症状に対する多くの薬の代わりに、私たちは多くの症状を生じる疾患に対する一つの薬を使うのである。

　私たちは、最初にではなく、最終的に害をなさないというヒポクラテス的な倫理的結論に到達する。それは、症状ではなく疾患を治療することの結果である。それは、一般的に治療を避けるという考え方を言っているのではない。

　過去に、私たちは投薬を避け過ぎていた。すなわち、精神分析が解決法であるとみなされていた。今日、私たちは投薬を使い過ぎていると私は思う。つまり、十九世紀に属する症状志向の精神薬理学を実践しているのである。私たちは、私たちがなす必要のあることについて明快でいる必要がある。すなわち、私たちは、先ず症状ではなく病気に対して投薬をすべきである。そして、それは全ての疾患に対して同じではない。効果の証明があり、それがリスクをはるかに上回る時に私たちは処方するのであって、習慣として処方するのを避けるべきである。その基本的な哲学で、私たちは科学的でヒポクラテス的な精神薬理学へ導く研究やデータへ目を向けることが出来る。さもなければ、私の意見では、科学とデータは医師達や患者らによって彼らの気まぐれに捻じ曲げられるし、それが昨今の精神医学なのだが、そのような折衷主義の寄せ集めを作り出している。歴史的に正確なヒポクラテス的な方法の再発見により、現代の精神医学は、そのようなこれまで分かりにくかったコス島医学校の古代の目標に、私たちをより近づけることが出来る。

すなわち、時々治すこと、しばしば癒すこと、そして常に慰めること。

しかし、私たちがその目標に到達することが出来る前に、私たちは、自分達を間違った道に送る詐欺師達から、私たちにそこへの道を示すことが出来る本物のガイドを区別しなければならない。

◉第II部　詐欺師たち

第六章　化けの皮が剥がれたポストモダニズム

私は、地上で流行っているある危険な考え方を記述することからこの本を始めた。それは非常に危険な考え方なので、私たちはこのように考えることさえ分からない。私たちを導くふりをする人達は共通してこのイデオロギーに基づいた法律を制定しているので、今度はもう少し詳しく分析してみよう。この哲学は、米国の平均的なティーンエイジャーに当然のことと思われているし、米国の平均的な大学院生によって強力に擁護されている。すなわち、それはポストモダニズムである。この本の文脈では、その主張は気分の疾患のようなものは存在しないというものである。あるいは、もしそのような疾患があるなら、私たちがそうと考えているものではないというのである。

法律で疾患をなくすことにより、ポストモダニズムの思想は全てを相対化し、全ての真実を溶かして無にする万能の酸となって、如何なる全ての考えも擁護出来るのを許してしまう。全ての視点は最終的には力の問題であるという主張を加えることによって、ポストモダニズムは、真実として受け入れられる程に大きな声で頻繁に繰り返される大嘘を許す。このように、民主的で大衆的であるというその主張にもかかわらず、ポストモダニズムの思想は政治世界のみならず精神生活においても全体主義へ至る王道になっている。

　現代の精神医学は、過去よりも賢明なふりをして、知識すなわち単なる科学を超えたようにみせかける知的洗練についての懐疑をちらっと見せる。ポストモダニズムは、ある読者達にそう見えるかもしれないほど複雑な概念ではない。すなわち、ある人はそれらの全てのフランス人の名前（フーコー、デリダ、ラカン）やそれらの長く非常に沢山の本に、初めから怖気づくかもしれない。おそらく、ポストモダニズムの背景にある鍵となる概念は、プリンストン大学首席哲学者であるハリー・フランクフルトのたわ言についてという表題の最近の評論によって最も明瞭に表現されている。フランクフルトは、ポストモダニズムに関しての悪口雑言を単に積み重ねる為にはこの用語を使わなかった。というのは、彼は注目に値する哲学的な真剣さで、ポストモダニズムは要するにでたらめであると表明する。すなわち、全ての思想がガラクタであるというポストモダニズムの信念は説得の手段であり、力をイデオロギー化する努力である。そして、全てのことは（この思想においては）真実が無いからである。私たちは、ポストモダニズムの言葉や思想に特別な敬意を払う必要はない。何故ならそれらは真実を示していないし、それらの言葉や思想はたわ言だからである。

ポストモダニズムは、真実として受け入れられる程に大きな声で頻繁に繰り返される大嘘を許す

ある人達は誤解して私が軽蔑的であると言うが、私は単にフランクフルトが使った言葉を伝えているに過ぎないし、それは彼の多くの読者たちは言うまでもなく、多くの穏健な哲学者たちによって広く共有されている見解である。

私は、初めにポストモダニズムが文化的にどのように生じたかを検討した。今度は、精神医学においてそれがどのように展開したかを評価しよう。

エマソンが語ったように、哲学は私たちの骨の一部になりうる。つまり、私たちはその思想を学ぶために思想家の本を読む必要はない。それらの思想が文化的な見解の思潮の一部となる時、私たちは母親の授乳によってそれらを吸収する。解説者達は、ポストモダニズムの一つの帰結が折衷主義であることに注目した。もし真実が無く、世界がいかなる「妥当な」方法によっても根本的には変えられないのなら、どんなアプローチでも意味を成すことが出来る。

精神医学において生じたこのポストモダニズムの折衷主義の明確な形が、生物・心理・社会モデル bio-psycho-social model と呼ばれるようになった。ＢＰＳという略語で知られてもいる。内科学とこのぎこちない用語が本当に意味するものは、大いに学問的な論争の主題であった。

精神医学におけるこの用語の使用は、大部分は消化器科医師で精神分析家のジョージ・エンゲルによる。一九七〇年代の終わりに、エンゲルは内科学において生物学のみを頼みにする（彼や多くの他の人達が呼ぶ「生物医学的還元主義」）のを超える方法としてBPSモデルを提唱した。内科疾患には、単に生物学的なだけでなく、心理的な、そして社会的な面があると彼は主張した。この最高に理性的な提案は新しくはなかったが、一九七〇年代の医科学における新しい技術革新の黎明期に、一般医学や、またさらに重要なことに、メンタルヘルスの専門家らの間で琴線に触れた。その入口にいる異邦人は、基礎科学者や顕微鏡、遺伝子配列の技術者達であり、それらの善良で信心深い全ての擁護者らは臨床心理士達であった（彼等の間では特にフロイトの精神分析理論が好まれた）。一般医学は、それらの兄弟エンゲルの望みに細心の注意を払った。すなわち、BPSモデルは一九八〇年代とその後には医学校のカリキュラムの共通言語になった。そして、BPSの概念は現実に根付いたし、精神医学、心理学、社会福祉事業の分野では神聖な文書となった。結局、精神疾患のみならず全ての疾患に対して、これらの職業が必要不可欠であることが証明された。

エンゲルは、内科学を心理学化したかった。そして、BPSの旗印のもとに集まったメンタルヘルス産業で働く人達は、精神医学の脱医学化を望んだ。

相当に有望視された理論的根拠をもって始まったBPSモデルは、直ぐにポストモダニズムのウイルスに感染した。その感染は、臨床家達が次の質問をしたときに始まった。よろしい、全ての疾患に生物学的、心理的、社会的な構成部分があると仮定すれば、この場合、この患者のこのような状況でこの条件であれば、私たちはそのどれを強調すべきなのか？　ＢＰＳモデルは、特定の臨床的な疑問に対して行き渡った答えを与えなかった。それはあたかも、引力の法則が存在すると言いながら、それをある物体に対して一体どのように適用するかを決して明確に言うことが出来ない様なものであった。あるいは、幾人かの初期の批評家達が、それはあたかもレストランに食事に行った時にメニューの代わりに食材のリストを受け取っているようなものだ、と示唆した。人は、多くの疾患には生物学的な、心理的な、そして社会的な構成要素があると認めるかもしれない。しかし、どのような組み合わせにおいてなのだろうか？　それらは常に等しく影響力があるのだろうか？　あるいはその時々に、一つを他に対して優先させるべきなのであろうか？

　ＢＰＳモデルには用意された答えは無かった。それゆえ、臨床家達はその場しのぎだった。それらの答えは折衷主義であった。すなわち、何をしても良く、何も禁じられてはいない。私は臨床家として心理療法を強調すると決断しても、あなたは患者として薬物治療に焦点を当てようと決心しても良いかもしれない。全ての人はしたいことを何でもして良く、間違った答えは無い。全ての答えは正しいのである。

　もし、人生がとても単純で全ての答えが正しいのなら、私たちは誰しも学校で「Ａ」以外の成績を取るはずもないし、全ての人はハーバード大学やオックスフォード大学を首席で卒業するであろう。全ての人は、それどころか国王になる。人生は、そのようにはならない。しかし、精神医学ではなるのである。

ポストモダニズムは、次の二つの事態のうちの一つに帰着する。すなわち、全てのものが等しく誤りであるとしてニヒリズムを生じるか、あるいは全てのものが等しく正しいとして折衷主義を生じるかである。何れの場合にも、人々は自らを守ることを任されている。ある人はこれを自由であるとして、あるいはおそらく自由を運命づけられているとみなす。つまり、このニヒリズムは少なくとも私たちが自由なので、受け入れられるとみなされる。一方で、ある人はそれをアナキズム（無政府主義）とみなし、それは際限が無いゆえに自由を有するようにただ単にみえる自由であり、実際には権力による独裁主義の法制化につながる。

…………………………………………………

全てのものが等しく誤りであるとしてニヒリズムを生じるか、あるいは全てのものが等しく正しいとして折衷主義を生じるかである。何れの場合にも、人々は自らを守ることを任されている

…………………………………………………

ポストモダニズムによるニヒリズムの実際的な意味は、強調される必要がある。この種の思想は、第二次世界大戦前後に生じた。すなわち、ナチスが大嘘を形作るのにそのアプローチを初めて利用した。客観的な真実が無いので、反復が総統によって望まれた真実を作り上げてしまう。ジョージ・オーウェルが連想させたように、科学は無かった。あるのは、ドイツ人の科学、ユダヤ人の科学であり、それ故総統は何が科学かを決めることが出来た。事実、オーウェルの全てのライフワークは、全体主義へ扇動して導く思想のニヒリズムに対する闘争としてみることが出来る。ハイデガーはしばらくナチ党員であったし、ニーチェはドイツ国家社会主義に好まれた哲学者だった。（それらの思想家達が悪であると言っているのではない。私は、彼等の思想がどこで歴史的に道を外れたかを示そうとしている。）道徳的な相対主義が、ユダヤ人大虐殺に導く陳腐な悪に空白を許してしまった。

ニヒリズムは戦争に負けたが、平和を勝ち取った。西側は、アラン・ブルーム（米国の哲学者、一九三〇－一九九二）が説得力をもって説明するように、米国文化を通してだけれども相対主義者になった。彼が論じるように、ナチ後のニヒリズムは全体主義的、政治的なものというより、表層的で個人的なものになった。つまり、「アメリカン・ニヒリズムは気分であり、むら気の気分で、漠然とした胸騒ぎの不安であった。それは、深い底の無いニヒリズムだった」他の場所でブルームは書いている、「私たちは、ここにヨーロッパ大陸の絶望を消化する奇妙に米国的な方法を持っている。それは、ハッピーエンドのニヒリズムである」しかし、その政治的な含みは小さくはない。この種のポストモダニズムの思想は米国建国の父達の約束とは全く反対であることを、私たちは覚えておかなくてはならない。そして、もし米国人達が真剣に独立革命の原則を信じているなら、彼等がジェファーソンとリンカーンは正しかったと思うなら、彼等はポストモダニズムを拒否しなければならない。

当然、ポストモダニズムの信奉者達は、ファシストとコミュニスト（共産主義者）への悪態をつきつつ、自分達が全体主義になぞらえたときに憤慨する。たとえ用語が乱用されるとしても、その使用は必ずしも口汚くはない。そこには、ファシズムと全体主義の概念に対しての、現実的な意味がある。

そしてその他に、これは回顧的な中傷の問題ではない。ファシズムと同時代の人々は、私がちょうど記述したようなポストモダニズムの批判をした。ジョージ・オーウェルのことを考えてみよう。彼についてはよく議論されるものの、ほとんど理解されていない。オーウェルは民主主義的な社会主義者で、イギリス保守主義に対してと同様に、コミュニズムとナチズムの両方に反対していた。オーウェルの思想にとっての中心的なテーマは、ポストモダン・ニヒリズムの拒絶であった。「まさしく客観的な真実の概念が世界から消えてゆく」と、彼は自分が見たものを真実の死として深く悲しんで書いた。その文脈での彼の例は、一九三〇年代のファシストと左派の間でのスペイン内戦の彼の経験だった。オーウェルはその場にいて、スターリン派のコミュニストとアナキスト（無政府主義者）の弱い同盟からなる左派の共和国側で戦った。コミュニストとアナキストはお互いに憎み合っていたが、彼等はそれ以上にフランコを憎んでいた。それ故に、彼等は同盟した。オーウェルは、スターリン派よりもアナキスト達により賛同して、幾つかの反スターリン派の旅団と一緒になった。オーウェルは痩せ細り、飢えて、孤立し、奮闘による傷を負いながらも勇敢に戦った。オーウェルのアナキストの友人達は、フランコの兵士達を相手に勇ましく戦った。そして、多くは死に、またより多くが負傷し、無傷で生き残った者はほとんどいなかった。戦争の終結に向かって、共和国は一九三九年の独ソ不可侵条約により致命的な打撃を受けた。一夜のうちに、スターリン派のコミュニスト達は、フランコ派との戦いからアナキスト達との戦いへと矛先を変えた。悲運のアナキストの兵士達は、今や二つの敵（フランコ派とスターリン派）に追われた。彼の以前の共産主義の盟友達が彼の勇猛な敵の戦士らになるのを、オーウェルは恐怖に怯えながら見ていた。そして、自分の知り合いのほとんどに対して、ファシストの敵達ではなくコミュニストの友人達によって行われた大虐殺を、彼は勇敢にも逃れた。

彼は、スペインを後にしてパリでホームレスの時を過ごしたフランスを通り抜け、ついに英国に帰り着いた。彼は、スペインに対して持っていた理想が空になった抜け殻となっていた。彼は、人類の最悪と最善を見たのだった。彼は、自分の経験を深みのあるカタロニア讃歌の中に記録する仕事に取り掛かった。戦闘ではなく、裏切りによって殺害された同志達の残像は彼から離れなかった。ソビエトの先導に追従した英国のコミュニスト達は、そのような如何なる大虐殺が起ったことも否認した。回顧録の中でオーウェルは、コミュニストによって行われた大虐殺を立証するために、地方新聞の資料を使いながら彼の見たものを正確に記述しようと注意深く記録して、ある詳しい章を書いた。彼の本の編集者は、それは詳し過ぎると考えた。というのは、局地的な左派グループの内部の紛争に関する非常に多くの資料を配置していて、その記述はその物語から逸れると彼は言った。

オーウェルは、考えを変えなかった。もし彼が何も書かなかったなら、世界はコミュニストの大虐殺について決して知ることはない。つまり、ソビエトと彼等の西側の同盟者達は全てを包み隠してしまうであろう。真実が歴史から永遠に失われてしまう。起こったことの足跡を辿り直す文章を見つける歴史家はいないであろう。人間存在のどれだけ多くのそのような真実が人間の歴史で失われてきたのかと、オーウェルは慨嘆した。実際、真実は粉砕され、破壊されて、あたかもそれが存在しなかったかのように人間の歴史から消されてしまうかもしれない。オーウェルは私たちのために戦慄した。私たちは、—ある時ある場所で—真実であったことでも、誰も知らない多くの事を知らずに一生を送る。ジョン・ケネス・ガルブレイス〔米国の経済学者、一九〇八–二〇〇六〕は別の方法で表現した。知識や知識の欠如に基づくのではなく、知られていないことを知ることが出来なかったことに基づく種類の人間交流がある。

………………………………………………

知識や知識の欠如に基づくのではなく、知られていないことを知ることが出来なかったことに基づく種類の人間交流がある

………………………………………………

ポストモダニズムは真実への攻撃を勢いづかせるし、それに喜びを得さえする。というのは、真実がより曖昧になり、より忘れ去られるほど、ポストモダニズム信奉者達は、真実が力や文化に対してすっかり相対的で、私たちの誰しもが他の誰よりも語るべきより良い物語を持っていないという彼らの立場をより良くすることが出来るのである。オーウェルには分別があった。すなわち、この真実に対する無頓着な態度が、スターリン主義が嘘をついてその嘘が真実であるふりをすることを許すことを彼は分かっていた。そして、それがナチズムにその反ユダヤ主

義を宣伝することを許すことも分かっていた。彼は深い真実を理解していた。おそらく、最も深い所まで。全ての真実が解体されて無になってしまうことをひとたび私たちが許すと、大嘘に抵抗する真実はなくなってしまうであろう。

　このポストモダニズム病は、今やすべてのアカデミア（大学などの学術研究機関）を支配してしまった。最後の砦は科学である。そして、最初に屈服してきたのが臨床医学であり、内科学や精神医学の範疇のものである。

　ポストモダニズムの一つの症状は、他人の動機に対する攻撃である。共通して、動機は経済的なものとみなされる。すなわち、全ては金銭に関するものである。このため、ポストモダニズム信奉者達は、学術研究機関の医療における製薬業界とその協力者達に対して戦いを挑む。この信念は、ニューイングランド・ジャーナル・オブ・メディシン（ＮＥＪＭ）の前編集者マーシャ・エンジェル（そして、製薬会社の真実―彼等はどのような方法で何をして私たちを騙すのか―という分別のある表題の本の著者である）の忠告において思い出される。エンジェルは自分の本を、患者らは自分達の医師に、彼等がいったい製薬会社に影響を受けたことがあるのかどうか、ペンやメモ帳を受け取ったり、講演をしたり謝礼金を受けたりしたことも含めてたずねるべきである、という忠告で終えている。もし彼等にこれまでに何らかのそのような関係があったならば、患者らは彼等の主治医をお払い箱にして新しい医師を見つけるべきである！　とエンジェルは忠告している。これは、次のように言うのに等しい。米国人は、如何なる利益団体から一ドルでも受け取ったどんな政治家にも決して投票すべきではないと。投票すべき政治家はいなくなってしまう。

ニヒリズムも、私たちの反薬学の賢人達（彼の過熱した大冊、過量投与された、アメリカの中でのジョン・アブラムソン医師のように）によって著しく思慮を欠いて宣言されたマルクス主義の格言に反映されている。つまり、「金を追え」である。言い換えれば、もしある研究者が製薬会社から資金を得ていたとすると、その研究はその会社に都合の良いものに偏るであろう。そして、その研究で得られた如何なる結果も虚偽として無視されうる。臨床家らが「もう誰を信用したら良いのか判らない。一方の研究がXと言い、別の研究がその反対を言う。そして、それらは常に対立している会社から資金提供されている。私は、それらを全て信用していない」としばしば言うのを聞くこともある。（そして、彼らは認めるべきである。彼らは彼ら自身に基づいて臨床活動を続けるべきであり、それらの対立した見解はしばしば誤っていると。）

問題は、あなたは医師として誰かを信じていると思われてはいないということである。あなたは自身で証拠を吟味し、あなたの二十年に値する正式な教育に基づいて学識豊かな判断をすると思われている。医師達は医学研究の統計学的な詳細を理解していることを期待されている筈はないとあなたは言うかもしれない。これは、医師達が腎機能の生理学的な詳細を理解していることを期待されていないと言うのに等しい。もしあなたが医学の実践に見合った基本的な知識を持っていないなら、あるいは経験や実践が要求するより進んだ知識に伴ってあなたの基本的な知識を増やすことが出来ないなら、あなたは医師ではありえない。医学統計は今や医学の一部であり、その基本的な理解をしていない医師は有能ではない。

ポストモダニズムに戻ろう。もしあなたが金銭だけがデータを操ると言い、あなたが研究の中身を完全に無視するなら、あなたは研究を金銭に還元している。なされている研究に真実は無い。それは全て金儲けのことである。同じように、もしあなたが製薬会社との関連によって医師の能力が無くなると言うのであれば、彼には倫理的に臨床活動が出来る本来備わっている能力が無いと言っていることになる。全ては金儲けのことだと。

非常に多くの患者たちと臨床家たちがこのように考えることが出来る理由は、彼等がニヒリスト（虚無主義者）になってしまったからである。彼等は、もはや客観的な真実を信じてはいない。というのは、全ては力と富を得ようとする利益集団の間での相対的な戦いなのである。これが、ポストモダニズム信奉者の思想の中心の考え方である。すなわち、もしあなたが、他の何か、つまり客観的真実に価値を置かない場合には、それは全て金銭と力の問題となる。四・〇のリチウムのレベルは、中毒量であり致死的である。これは真実であり、相対的な、また見解の問題ではない。そして、医療の実践は、少なくともポストモダニズムが誤りであることを示している。患者が死ぬ時に、真実は偽りではない。もし私たちが——力や金銭に還元できない真実があるという——単純な事実を受け入れるならば、その時私たちは製薬業界と研究機関医療への両方の安易な批判の全てを拒絶しなければならない。

それでもなお、製薬業界と研究機関医療は両方とも徹底的な批判に値する。一方は行き過ぎであり、もう一方も同様に間違っている。私たちはその間に真実を見出せるのだろうか？

第七章 ファルマゲドン？

〔ファルマゲドン：ファーマ＋アルマゲドン：英国を代表する医療消費者運動の提唱者チャールズ・メダワーの言葉（二〇〇七）〕

私たちの文化におけるポストモダニズムの高まりは、精神医学においては薬物と生物学的アプローチに対しての協調した攻撃によってはっきり示されている。心理学や精神医学への実存的なそして人間学的なアプローチを支持する人々の内のある者達は、しばしば生物学的なあるいは薬物に基づいた精神医学の彼らと「反対」のアプローチをする誰に対しても激怒し続ける必要を感じている。無数の本や記事が、製薬業界や製薬業界とともに働く人達や、製薬会社の隣に住む人達や、彼等の又従兄弟《またいとこ》をも攻撃している。

このかんしゃくが、全て必要という訳ではない。

しかし、かんしゃくは実際に在るので、人はそれが何かを理解しようとし、その全ての内の何らかの意味を理解しようとすることに率直でなければならない。私の結論を先に言えば、なぜ私たちは同時に実存的／人間学的かつ生物学的であることが出来ないのかが、私には分からない。実のところ、私は生物学的実存主義を提唱している。これは、科学と人間性が対立せずにお互いを相応しく理解することである。しかし、私たちは両方とも誤解している。

・・・・・・・・・・・・・・・・・・・・・・・・・・・

私は、生物学的実存主義を提唱している。ここでは、科学と人間性は対立しない

・・・・・・・・・・・・・・・・・・・・・・・・・・・

この潮流での最も目立った批評家は、精神科医のデイヴィッド・ヒーリーである。彼は元々自分の職業として精神薬理学の研究をしていた精神科医で、彼の批判はそれなりの重みを持っている。彼はまた、精神薬理学における口述歴史の激務をこなした。彼は、私の友人であるポール・ローゼンのような卓越した歴史家が精神分析学に対して行ったことを、この分野でしている（第十三章参照）。解釈のない歴史はないし、ヒーリーの歴史はしばしば詳細に記録されていて、冷静な態度で表現され、最終的には情熱的な解釈と処方箋で終わっている。そして、それは、結局は多くの解釈の一つである。以前彼は抗うつ薬を批判し、後に抗精神病薬を批判した。そしてそれを発展させて、彼はうつ病と統合失調症に関する精神医学専門家の現在の見解を批判した。ここでは、私が彼の双極性障害についての考えを批評しよう。

ヒーリーは書いている。「躁うつ病は、医薬品における現在の問題の有無を言わさぬシンボルを提供している。その幅を利かせた治療は、広告の朱書のもとに分類されている―気分安定化である。核となる疾患は、ほとんど意味の無い方法でイメージチェンジが図られてきた。その主要な薬が特許をうける基本原理は、特許権制度が奉仕すると考えられている新奇性と公益

性を目的とする見地からその仕組みを嘲笑している様である」これが、彼の主要な考えである。大丈夫ですか？

ヒーリーは、医学（そして科学）はそのように見える進歩的で単純な事柄ではなく、むしろそれは一つの複雑な文化的構成概念であるというポストモダニズム的想定を（同時代の他の人達と）共有している。彼にとっては、その職業のみならず疾患そのものが「社会的構成概念」である。これらの構成概念の根底にある「現実」の実体は何も無く、もしあったとしてもそのような現実の実体は何年にもわたって実在して変化してきた数々の文化的構成概念と同じではない。全ての人間活動に対する社会的、政治的、経済的な要因の関連は、ヒーリーやフーコー以前から強調されていた。もちろん、マルクスがここでは正当な信頼に値する。（マルクス主義に対する私たちの文化的な敵意にもかかわらず、おそらくかなりの信頼性は思想家マルクスに負うのだが、その善悪を私が示唆しているのではない。）古くて正しい主張のこの言い換えは、ヒーリーが名付けた今日の米国の「企業精神医学」というものにおいて、特になお苛立ちを伴う様である。マルクスはポストモダニズムが存在するずっと前に主張したため、その主張は古い。そして、正しい。何故なら、如何なる病気も生物学的な疾患である、という訳ではないからである。そして、マルクスは遠い昔に、社会的、経済的な要因が人間の信念にしばしば無意識的に影響することを示した。これらのように、あるポストモダニズム的な考えは正しい可能性がある。しかし、それらはポストモダニズムより前にさかのぼる傾向がある。私は、全てのポストモダニズム的な考えが間違っているとは主張していない。しかし、ある部分が正しいと認めることもまたポストモダニズムが本来正しいことを意味しない。一つの類推は、占星術であろう。すなわち、どの惑星がどこにあるかという考えは正しいが、全体としての哲学は間違っている。

ヒーリーは、双極性診断の子ども達への拡大と向精神薬処方の不適切な（時には致命的な）使用に特に心を痛めている。それは、そこにある彼の批判の全てではないが、彼が情熱を傾けている点である。診断の拡大による不幸は、その診断そのものの批判ではない。

これらの関心事の幾つかは妥当かもしれないが、精神科の薬物に対する批判は、しばしばそれらの有益性の証拠を無視している。例えば、ヒーリーは自殺予防や死亡率の減少にリチウムが有益であることを示している広範囲の文献についてほとんどコメントしていない。—ほとんどの精神科的診断と治療が主観的な立場で行われているという彼の含意の正当性を疑う明らかな医学的結果であるが。

精神科の薬物に対する批判は、しばしばそれらの有益性の証拠を無視している

もしヒーリーがリチウムのような気分安定薬は単に「宣伝広告の虚構」であると結論づけるならば、その虚構が次のような症例を説明しなければならないであろう。すなわち、最近私はある七〇歳の双極性障害の訴訟事例について助言を求められた。患者は三十年以上もの間、如何なる気分の症状も無く完全に安定していた。彼は完全に治癒していたが、以前に彼は自殺の

危険性のある重症の大うつ病エピソードを経験しており、かつて共通に使われ、今でも薬物に反応しないうつ病に対する最後の頼みの綱である電気痙攣療法にさえ反応が無かった。彼と彼の精神科医は、それほど調子が良かった後に次のように決断した。おそらく彼はリチウムを必要としなかったと。五ヵ月後、彼は新たな重症うつ病エピソードを発症し、自殺を遂げた。明らかに、意味もなく定義された宣伝広告の虚構の使用が彼を治していた。そして、その中止がこの人を殺した。

科学から歴史に目を向けると、ヒーリーは双極概念が由緒あると主張する人達に特に批判的である。彼は、古代ローマやギリシャの医師達が記述した今日の双極性障害と類似のいかなる主張も打ち消そうとしている。これをするために、彼はそれらの主観的で心理的な情動と対比して、身体症状の記述に焦点を当てて四体液説の古くからの関与を強調している。しかし、それらの側面によっても、ヒポクラテスと紀元後一世紀の医師であるアレタイオスのマニアとメランコリーを今日の躁病とうつ病とのかなりの類似を持っているものとみなさないことは難しい（たとえ鑑別診断が変わってしまい、社会的構成概念が認められたとしても）。これらの結びつきは容易に作られるのではなく、ヨーロッパの双極性の専門家自身によってなされた原文のラテン語からの翻訳に基づいている。ヒーリーの仕事は、ギリシャ語からの彼自身の翻訳に基づいている。というのは、彼はこれらの他の著者達が選択的にヒポクラテス原作の著作の部分を不正確に伝えていると感じている。

ここで誰が正しいかと宣言するためには、さらなる学問的研究を待たなければならない。しかし、たとえ今日の双極性障害に似た何ものも十九世紀中葉までのフランスで記述されてこなかったと私たちが認めるとしても―それはヒーリーの考えで―、そうであるなら、製薬会社が十九世紀のフランスに於いて何処にも無かったことを、私たちもまたはっきりさせる必要がある。おそらく彼は、双極性障害が存在しないということを主張しているのではなく、それは作り話で、むしろ私たちの今日の双極性障害の社会的構成概念が広すぎるということを言っている様である。にもかかわらず、私は陽気にも一人のメンタルヘルスの専門家に、双極性障害は要するに製薬業界によってつくられた虚構であるという主張のヒーリーの本を既に引用させた。そのような読者たちには、医師のジュールズ・ファルレとジュールズ・バイヤルジュが最初にその障害を記述した一八五四年のパリでそれにかかわった製薬会社の名前を少なくとも知らせる必要がある。

それどころか、エミール・クレペリンの亡霊が面目を失う。ヒーリーは、クレペリンの貢献は主に彼の早発痴呆 dementia praecox（ＤＰ）（第二章参照）の定義であり、彼の躁うつ狂 manic-depressive insanity（ＭＤＩ）の概念は早発痴呆の非特異的な残り物としてのほんの引き立て役にすぎないと主張している。実際には、クレペリンはＭＤＩの記述において多大な努力とスペースを費やして、そのような患者を多く診断して治療し、それらは早発痴呆の患者よりも多かった。これは、事実であって個人的な意見ではない。ここに、クレペリンのミュンヘン・クリニックでのカルテの調査結果がある。一九〇八年に七二一人の患者が入院し、最も一般的な診断はアルコール依存症（一六一人）、次にＭＤＩ（一三四人）、早発痴呆は七番目（五三人）であった。このように、クレペリンはＭＤＩを主な精神医学的状態の中で最も頻繁に診断し、早発痴呆の診断の二・五倍の頻度であった。さらに、それらのカルテの現代の再診断では、クレペリンのＭＤＩの二三パーセントは現代の双極性の定義を満たさないであろうことを示した。すなわち、クレペリンのＭＤＩの見解は、それがより広く診断されており、ありふれた状態だった。ヒーリーの歴史的な見識は、単純に間違っている。クレペリンの主な関心事は、臨床的にそして理論的にＭＤＩにおけるものであった。早発痴呆は、彼の考えの中では特別なものではなかった。

　気分、活動性、思考における高低を伴った再発性の精神疾患の概念（あるいは今日の用語では躁病とうつ病）は、十九世紀中葉のフランスの双極性障害の創始者たち以前から存在していた。フィリップ・ピネルはこの状態（周期性狂気）を核心の精神の病として、彼の一八〇六年の狂気についての論文の最初のページに記載した。すなわち、「間欠的なあるいは周期的な狂気が、この疾患の最も共通の形である。その発病を目立たせる症状は、持続した躁病のそれに符合する。その発作はある決まった期間で、それらの進展や最高潮の状態、そして終息を観察するのは難しくない」ピネルはさらに進んで、クレペリンのＭＤＩに近いこの疾患に対して、特に彼のモラル療法を詳しく述べている。ヒーリーは、最近ピネルの論文をフランス語から翻訳し、双極性障害についての正反対の解釈を引き出している。しかし、ヒーリー自身が認めているように、狂気の異常行動の周期性は、ピネルにおいては明らかにそこにあった。唯一の問題は、私たちがこの状態をクレペリンがそうしたように再発性の気分、思考、行動の障害として広く診断するのを望むか否かということである—実際に広い双極スペクトラムの現在の提唱者たちがするように—、あるいはＤＳＭ－Ⅲがそうしたように、私たちがそれを多くの状態（単極性、双極性、不安障害）に分けてしまいたいのか否か。

クレペリン自身のＭＤＩの概念は、その最も共通の表現が気分混合状態と軽度の気質症状であり、古典的な躁病やメランコリーではないことを強調したのだが、今日の「ネオ・クレペリン学派」が彼の名前で双極概念の修正と拡大のためにしている努力に当のクレペリンが如何に悩まされているだろうかと、ヒーリーはたいへん心を砕いている。広い双極「スペクトラム」の現在通用している見解は、新しくはない。というのは、クレペリンの見解は歴史が長く、そして適用範囲が広かった。一九八〇年に米国精神医学会のＤＳＭ－Ⅲがクレペリンから離れて、十九世紀のフランスの双極性障害の狭い概念に向かった。そこでは、ドイツ人精神科医のカール・レオンハルトのアプローチを採用した。彼は、クレペリンの見解に反対してＭＤＩは二群に分かれるべきだと主張した。すなわち、単極性と双極性の疾患である。このように、ＤＳＭ－Ⅲは、気分障害についてはクレペリン学派ではなくレオンハルト学派なのである。

ヒーリーは間違ったことを標的にしている。すなわち、彼は躁病を解体しようとしている。その際、双極性障害を退けようとしている。ヒーリーは、明らかにクレペリンのＭＤＩの概念の中心のどこにも到達しない。躁うつ病（フランスではなく、ＤＳＭ－Ⅲの変種でもない、クレペリンの変種）は、躁病によっては明確に定義されず、むしろ気分エピソードの反復（うつか躁）によって定義される。

今日の双極スペクトラム概念は、本質的に歴史上ＤＳＭ－Ⅲより前のクレペリン学派に戻ろうとしている。それは、ヒーリーが主張するように、「クレペリンが認識しないと思われる世界へ精神医学を動かす」ために、「クレペリン学派のブランドを取り込む」ことと正反対であるレオンハルト学派のパラダイムに対立するものである。歴史的なこととして、クレペリンのカルテと彼の診断的な実践はＤＳＭ－Ⅲの双極の概念とは反対であるし、現在のスペクトラム概念はクレペリンが記述した臨床の世界と類似している。

現代の精神医学に対するヒーリーのもう一つの非難は、現在の躁病と双極性障害の見解が「中心」の状態を超えて不当に広げられているということである。この批判は重複している。すなわち、彼は現在の主流であるＤＳＭ－Ⅲに基づいた（レオンハルトに従い、十九世紀中葉のフランスにおけるクレペリン以前の概念に沿った）見解に従ってこの中心の状態を狭く定義している。このように、もちろん彼は狭く定義された疾患の症例を見つけることはほとんどないであろう（彼がこれらの診断基準を用いて評価した十九世紀後期のウェールズのカルテに基づいて示しているように）。しかし、この批判は論点を巧みに避けている。というのは、それは躁病の広い見方を無効にしない。つまり、それは単に狭く評価すれば頻度は減り、広く評価すれば頻繁になるということを示しているに過ぎない。どのアプローチが妥当であるかは、述べられていない。ヒーリーと他の人達（彼が引用している、彼の同時代のペルー人精神科医ジャーマン・ベリオスのような）は、「躁病」や「双極性障害」の用語の広い使用に反対するかもしれない。しかし、これ自体数ある意見の中の一つである。その「狭い解釈」対「広い解釈」の利点と欠点を明確にするのは臨床研究の為であり、その研究は今までのところその広い見方に対するいくつかの欠点（その定義における合意の欠如を含む）とともに、多くの利点（それを支持している遺伝子研究、臨床経過、治療研究のような）を示してきた。ヒーリーはその利点に多くの注意を払うことなく、広い解釈の弱点を当然のことと決め込んできた。

双極性診断の不適切な拡大の憶測は、彼が双極性障害を十分に経験していないために起こっている。すなわち、それは過去数十年間に随分広がっていた診断にもかかわらず続いているが、ヒーリーは最近の過少診断の膨大な文献を引用していない。間違った診断の経験から得られた証拠が無いのに、増加した診断が増加した誤診を表すということを推定出来ない。ＡＩＤＳもまた、最近では一九八〇年代よりもずっと多く診断されている。

ヒーリーの仕事の最も重要な面は、その根底にある哲学である。それは、精神医学の徹底的なポストモダニズム的解釈である。これは、ヒーリーがフーコーやポストモダニズムに関する理論を読んで研究したことを意味しない。それはむしろ、私たちの文化がこれらの考え方に感染しているというべきである。カール・ヤスパースは、私たちは意識的であれ無意識的であれいつもある哲学の特徴を持っている、と教えた。フーコーの世界は、私たちの文化に染み込んでいる。このため、西洋世界の私たち（米国人）の多くは、私たちの骨の中にこれらの教義を吸収している。

人が双極性障害をほとんど無意味なものに解体する時、その状態を稀なものとして狭く定義することと、その状態をある虚構として文化的な所産と単純にみなすことの間に、何らかの実際的な違いがあるのかの疑問が生じうる。もし私たちが生物学的還元主義と文化的還元主義を入れ替えるとすると、私たちは何らかの意味あることを成したということになるのだろうか？


近年「ファルマゲドン」と呼ばれている反製薬業界史の全作品は成長部門の一つで、そのあるものは事実であり、またあるものは余り事実と合っていない。

最近の幾らか意味のある貢献は、チャールズ・バーバーからのものである。精神的に病んだホームレスの人達のカウンセラーとしての豊富な経験から、バーバーはその人達に重症の精神疾患のようなものが在ることを知る。彼の批判は、一般的な投薬や生物学的精神医学それ自体に対するものではない。むしろ、彼は、物事が過剰に行われているし、投薬が効果無くおそらく有害な方法で精神疾患の無い人に行われていると考えている。最近の疫学的な研究を思い出して欲しい。精神疾患ありと診断出来る人全体のおよそ半数が現在治療されておらず、また現在治療されている人のおよそ半数が現在の精神疾患ありとは診断出来ないという知見を。バーバーの批判は、精神医学が誰にでも過剰投薬しているという一方的なものではなく、むしろ間違った人が投薬を受けているというものである。

この問題は、益々増加する製薬業界のジェネリック批判や生物学的精神医学よりも、私にとっては興味深い。抗うつ薬は最もよく処方される精神科の投薬であるため、これらの論争は抗うつ薬賛成派（ピーター・クレマーのような）と抗うつ薬反対派（カール・エリオット、アラン・ホロヴィッツ、ジェロム・ウェイクフィールドや他の人達）の間でしばしばなされる。抗うつ薬反対派の本は抗うつ薬賛成派の本よりもピーター・クレマーをターゲットの中心として数で上回っているようである。例えばバーバーは、私たちはプロザックではなく患者に耳を傾けようとすべき〔Listening to Prozac はクレマーの代表的な著作のタイトル（第四章）〕であると書いている。しかし、クレマーの要点は、彼は心理療法で何年も患者に耳を傾けた後で彼等にプロザックを与え、彼等の性格傾向に対してより成功を成し遂げたという事であった。「これ程にプロザックについて書いている人は誰もいない！」とバーバーは気づき、一九九〇年代に大きな変化が起こったと主張している。一方、抗うつ薬の使用は急増し、精神医学に関する生物学的なアプローチが私たちの文化を乗っ取った。おそらく。

しかし、事は単純ではない。私は、自分のキャリアの中でこの変化を目撃した。すなわち、一九九一年に私がこの分野に入った時には精神医学は極めて生物学的に見えたし、今でもそうである。私たちは、その時は投薬を多く用いていた。今もなお、私たちはそうしている。しかし、それらはただ違った名目である。クレマーが精神薬理学的なラッダイト〔産業革命時代に機械打ちこわしを集団的に行った労働者で、技術革新反対主義者の意〕のようなものであるという含みは、「現実」世界（例えば研究機関の外）において大抵の精神科臨床医たちの間でなおもプロザックや抗うつ薬に多くの関心があり、その内の多くの人達がその前の数十年間の心理療法の時代に限界を見たという事を知っている私の経験と相容れない。

ニュアンスを込めた批判は、次のようなものである。すなわち、もし私たちが重症うつ病に対する抗うつ薬の有用性を認めても、バーバーの言い回しによる「亜症候群性うつ病」、あるいはヒーリーの「集団神経質」に対するそれらの広範な使用を、それでも批判することは出来る。人間生活のこの基本的な苦悩は、実存的な事実であり医学的な事実ではない。そして、米国人は文化的にそれを投薬で遠ざけようとする傾向にある。この解釈には真実がある。付け加えると、そのような概念は、「神経症性うつ病」が私たちの診断百科（次章参照）から除かれた一九八〇年のDSM－Ⅲによって外された。すなわち、「大うつ病性障害」のみが残った（「気分変調性障害」と「全般性不安障害」を部分的に以前の神経症性うつ病群を捕捉するために妥協して伴って）。一九八〇年以降は、どんなうつ病も「大」うつ病として解釈し直さなければならなかった。そして、広範な抗うつ薬使用への動きは、過量服薬の安全性を待つのみであった。その最初がプロザックだった。プロザック以前のこのクラスの薬、すなわち三環系抗うつ薬が医師によって広く処方されなかった主な理由は、もし患者が三環系抗うつ薬の大量服薬をすると、彼らは心臓不整脈でしばしば死んでいたからであった。プロザックの錠剤は、何百と服用しても医学的には無害である。このことが、医療過誤のリスクに敏感な平均的な医師にずっと心地よく新しいセロトニン再取り込み阻害薬を処方させることになった。今や二十年の研究によって、私たちは抗うつ薬が神経症性（又は軽症）うつ病にもし効いてもほんのわずかであると結論付けることが出来る。そしてこれは、抗うつ薬を必要とする程に十分重症な人達から軽度の症状のために抗うつ薬によって利益を得ることの無い人達を区別するための診断ラベルを再び使うことを正当化する。

・・・・・・・・・・・・・・・・・・・・・・・・・・・・・・・・

人間生活のこの基本的な苦悩は、実存的な事実であり医学的な事実ではない

・・・・・・・・・・・・・・・・・・・・・・・・・・・・・・・・

精神科治療薬についての、混乱と絶え間ない論争が続いている。これは、部分的には私たちの文化的なポストモダニズムの現在進行している影響と、それに付随する科学を真摯に受け止めることに対する気の進まなさである。もし私たちが自分達の歴史を正しく捉えて投薬の単なる害ではなく有益性を理解することを望むのであれば、私たちはこのポストモダニズムを率直に議論して批判する必要がある。薬の他にこれらの論争を理解するもう一つの方法は、診断、とりわけ精神科診断の巨人「大うつ病性障害」に焦点を当てることである。もし私たちが「うつ」の世界でガイドたちから詐欺師たちの化けの皮を剥がそうとするのなら、私たちが次に進むのはそこである。

第八章　大うつ病性障害の創作

歴史家のエドワード・ショーターは、時々当てにならないが道案内（ガイド）であって詐欺師ではない。もし私たちがあの精神医学の怪獣、大うつ病性障害を理解しようとするならば、彼の研究が主要である。

ショーターは米国精神医学会の資料館へ行き、一九七〇年代に新しいDSM－Ⅲの準備に課された専門委員会の審議の、面白くも情報価値のある多くの議事録を掘り起こした。そして、彼はその専門委員会の議長だったロバート・スピッツァーやその審議の過程に関わった人達にインタビューした。ショーターはまた、一九八〇年代と一九九〇年代の新世代の抗うつ薬に関するFDA委員会の覚書を、より早い時期の記録とともに十分に研究した。

この研究によって、DSM－Ⅲに「神経症性うつ病」の概念を含めるか否かについてや、どのように「小」うつ病という用語が、病気が都合よく小さいものを示唆するとして却下されたかや、どのように「大」うつ病という用語がもともと意図されてきたさらに重症のメランコリー型に加えてこれらのより軽症型の幾らかを最終的に捕捉する目的で作られたか、どのように精神分析家らが神経症性うつ病に対する保険の支払いに基づく彼らの生計を維持するために最後の瞬間に反発したか、そして一方で心理療法家らが請求書を送れるように「気分変調症」や「全般性不安障害」が発明され、どのように「神経症和平協定」が工夫されたか、等についての論争を彼は見事に再構築している。

彼はまた、セロトニン再取り込み阻害薬（SRIs）を市場で売る際の、製薬業界によるＤＳＭ－Ⅲのその後の利己的な利用も記述している。舞台は、一九六〇年代と一九七〇年代のＦＤＡの新しい規則によって作られた。それは、生物学的研究よりも臨床研究に重点を置いたＥＢＭ運動を合法的にするものであった。ＦＤＡが一九六〇年代と一九七〇年代に製薬業界に敵対的であったのが一九八〇年代と一九九〇年代にどのように迎合的に動いたかを、彼は会議文書を使って記述している。ＦＤＡが後に取りつかれた無作為化臨床試験（RCTs）でみられるいわゆる平均効果が「規制ニヒリズム」を作り出し、全ての否定的な結果の研究は無視されて、小さな肯定的な結果の重要性が誇張されていた、と彼は結論付けている。例えば、承認のためにプラセボ対照試験での二つの肯定的な結果が必要である場合に、ＦＤＡは全ての否定的な研究を無視した。例えばプロザックでは、八試験中六試験は否定的であった。ゾロフト〔プロザックと同じく代表的なセロトニン再取り込み阻害薬〕では、全ての入院患者の試験は否定的であった。そして、その薬は専ら二、三の外来患者での研究に基づいて承認された。ＦＤＡはそれが病院内で使われるであろうことは十分によく知りながら、それらの患者には効かなかったという証明にもかかわらず。さらに悪いことには、それらの否定的な研究は通常は公表されなかったし、このため臨床家たちはある設定下では効かないと証明されている薬を使っていることに気づいていなかった。ＦＤＡデータベースの最近の解析で、公表された新規抗うつ薬の無作為化臨床試験は九五パーセントが肯定的で、五パーセントが否定的の比率であったが、ひとたびＦＤＡで入手出来る公表されていない無作為化臨床試験を含めると、実際の比率は五一パーセントが肯定的で、四九パーセントが否定的である。

ショーターは臨床家ではないので、彼はある程度までデイヴィッド・ヒーリーを含めた彼の臨床的な相談者達をもとにした考えを持っている。前章で議論したように、ヒーリーは精神医学における明確なイデオロギーを主張している。これらの臨床家達は、電気痙攣療法（ＥＣＴ）を精神医学において最も効果的な治療として支持している。現在使われているほとんどの精神医学的な診断、特にうつ病と双極性障害に、ＥＢＭ運動についてと同様に批判的である。彼等は、そのような社会的に構成された概念は、「メランコリー」の古い症候群のような生物学的によりしっかりした概念に入れ替わるべきだと考えている。「メランコリー」は身体的に型にはまった症状（特に動きの緩慢さ）を伴ったうつ病の重症の状態で、生物学的に関連づけられ（デキサメサゾン抑制試験〈ＤＳＴ〉での陽性に反映される副腎の著明な活動性亢進）、ＥＣＴに対して最も有意な素晴らしい反応をするものの、プロザックのようなセロトニン再取り込み阻害薬にはあまり反応しない。

これらを確信するには、科学的なそして歴史的な問題がある。

科学的には、副腎の試験ＤＳＴは、メランコリーに特異的なものとは証明されていない。その代り、主に重症度の指標かもしれない。より重要なことに、臨床研究よりも生物学的研究に特権を与えることはそれ自体が医学の歴史によって否定されてきたガレノス派の運動である。ガレノス派の理論は、その時の最高の生物学に基づいて、二千年の医学の進歩（人はその言葉を主張しなければならない）を抑え込んだ。それは、瀉血、嘔吐、下痢などにつながり、体に良いというよりは害であった。そしてそれは、・・・臨床研究や統計学、さらに十九世紀中葉のフランス人医師ピエール・ルイの「数値法」によって反証されるまで続いた。それらの方法の全ては、後に無作為化臨床試験や臨床疫学へ導かれ―現在ＥＢＭとよばれているものの設立へとつながった。ＥＢＭに反する事例もある。しかし、科学的にそして歴史的にそれに強く当てはまる事例もある。

ショーターの確信に反して、症候群としてのメランコリーは診断的に重要ではないことがはっきりするかもしれない。重要な歴史的な点を再び述べると、再発が躁うつ病のような状態の証明であり、メランコリーと躁病の明確な極端がそれなのではないというのがクレペリンの見解（ピネルが数十年前に予言した）であった。この発想には、かなりの生物学的な確証（例えばサーカディアンリズム研究）があり、そしてこのグループの臨床家や歴史家の著作のほとんどにおいて完全に無視されている（例えば双極性障害の歴史に関するヒーリーの本）。もし、再発がこの状態の鍵となる特徴ならば、躁うつ病の診断はメランコリー（あるいは躁病）の病的な状態よりも、より臨床的にそして科学的に妥当なものになるであろう。

再発が躁うつ病のような状態の証明であったし、メランコリーと躁病の明確な極端がそれではなかった

電気痙攣療法（ＥＣＴ）に関しては、それがメランコリーと躁病を含めたほとんどいかなる精神医学的状態に対しても最も優れた治療であると単純にみるよりも、ことはずっと複雑である。ＥＣＴは、短期間においてのみ優れた治療である。そして、無作為化されたデータに基づくと、長い期間では他のものよりも、より良いとは示されて来なかった。最近、維持ＥＣＴの非常に大きな規模の無作為化臨床試験において、維持ＥＣＴは抗うつ薬とリチウムの追加よりも有効ではないことが見い出された。その研究での患者らは複数の抗うつ薬治療に反応しなかったので、患者が選択されているという事実はあるのだけれども。私の理解では、初期には（一九六〇年代と一九七〇年代）ＥＣＴの専門家は精神疾患の治療にその方法を急性期のみに使い、そして彼等は長期間の予防にはリチウムを使った（単にうつ病エピソードだけでなく、躁病エピソードに対しても。クレペリン学派の見解によればそれらは再発を防いだし、極性〈躁かうつ〉は重要ではなかった）。そのようにして、ＥＣＴは有用であった。すなわち、急速に正常の気分を引き起こし、どの時期においてもその後に患者をリチウムの予防投与に戻すことが出来た。

これとは対照的に、近年ＥＣＴはイデオロギーや経済的な理由でより広く使われてきている。すなわち、イデオロギーに関しては、医師が診断について緩んでしまったのか、臨床診断が重要ではないとポストモダニズム的に信じている。そして、この臨床診断が重要ではないという信念は、その際に、全てのもの（うつ病、躁病、精神病）に対するＥＣＴの非特異的な使用と有益性を正当化することに使われる。経済的には、マネージド・ケア保険〔米国の医療保険会社がＥＣＴに対しては入院の期間を問題にしない一方で、薬物療法のみを受けている患者の時には彼等は医師を監視する。しばしば患者らは注意深い診断を受けることもなく、如何なる考え抜かれた長期の薬物予防投与もなく退院し、一度のＥＣＴで終わって結果的に再入院となったり、維持ＥＣＴに委ねられて大抵は実施されない。ＥＣＴが注意深い臨床診断と組み合わされ、とりわけ気分安定薬での十分な期間の薬物予防投与を伴っているならば、ＥＣＴの急性期の利用については、私には何ら問題はない。これが、ローマのアタナシオス・ココポウロスと彼のグループのようなイタリア人の気分障害専門家達のやり方で、彼等は一九三〇年代にこの手の治療を確立した一人であるルチオ・ビニの隠れた継承者であると自分達をみなしている。しかしながら、薬物をＥＢＭに加えた製薬業界の宣伝広告の単なる人工産物に貶めることにより、ＥＣＴは長期の再燃予防を保障する短期間のみの治療として残される。

ＤＳＭ－Ⅲとうつ病を分類する方法には多くの間違いがあり、新しい抗うつ薬の私たちの使用には多くの誤りがある。神経症の概念は再考されて復活する必要がある。さらに、メランコリー型うつ病の理解は重要である。そして、私たちの抗うつ薬治療は主張されているよりも多くの点で効果がない。ただし、ＥＣＴは万能ではなく、生物学的な研究は臨床研究よりも確実ではない。そして、疾病分類をメランコリーのような精神病理に入れ替えることは、全てのこの間違っていた惨めさからの私たちの甘美な響きの奴隷解放のごときものを生まない。

私たちにはなおジレンマが残されている。すなわち、なぜ私たちの精神医学的診断の数々がＭＤＤのようにしばしば膨らんでいるのか？　そして、どのようにして私たちは科学的に誠実な診断システムに辿り着くことが出来るのか？　私たちがこれらの質問に答えることが出来る前に、私たちには先ず学ぶべき歴史がさらにある。

第九章　ＤＳＭ戦争

私たちがうつ病を過剰診断して扱い損ねている理由を理解するために、私たちは大うつ病性障害あるいはＭＤＤを理解しなくてはならない。そしてＭＤＤを理解するために、私たちは現在の精神医学診断システム、すなわち精神疾患の診断と統計マニュアル the Diagnostic and Statistical Manual of Mental Disorders（ＤＳＭ）の現在の体系の全体をより良く理解しなければならない。

ＤＳＭは、米軍で使われたマニュアルとＷＨＯのＩＣＤ（国際疾病分類）の発展の結果一九五〇年代に初めて発刊されたもので、一九六〇年代の終わりに改定された。現在の私たちのＤＳＭ体系は大部分一九八〇年に出版され、多くの点で科学的な進歩があった第三版のＤＳＭ－Ⅲに基づいている。それにより、米国精神医学は純粋に精神分析的なイデオロギーから、ともかくかなり科学へと動いた。

多くの人が、ＤＳＭ－Ⅲの単なる進歩の増大である一九九四年に出版された第四版のＤＳＭ－Ⅳを目にしている。私もかつてはそのように考えていた。しかし、ＤＳＭ－Ⅳは全く違うという結論に達した。それは、精神医学の指導者たちがどのように診断を把握するかという点において大きな変化を示していた。その過程で、それは過去二十年間における職業としての精神医学にとっての注目すべき問題となった。

この変化はＤＳＭ－Ⅳの指導者たちの何人かによって特に批判されてきたが、最近のＤＳＭ－５への移行において私には明らかとなった。これらの議論の経過において、私はＤＳＭ－Ⅳのこれらの過去の指導者たちの幾人かからポストモダニズム的響きの主張を耳にして驚いた。すなわち、科学は最も重要ではない、と彼らは言う。私たちの科学は、弱々しく議論の余地がある。実用本位の配慮が精神医学の診断を牽引すべきである。この趣旨の推論は、大衆の多くにみられることは言うに及ばず、医師の同僚の多くにおいて規定のものであることに、私はさらに驚いた。米公共ラジオ局（ＮＰＲ）の一人の卓越した科学ジャーナリストが私に言った。科学者達は他の誰とも違わない。というのは、彼らは自分達の意見を進めるための武器として「科学」を使っているにすぎないという結論に彼女は至ったと。

双極性障害の例が有用だと思う。なぜなら、私の考えではそれは科学的な証拠が合理的に存在する一つの実例だからである。

医学の全てにおいて異なる疾患を見分ける科学的な方法は、絶対の模範的説明（器官の組織サンプルのような）が無いときには、異なる視点からの証拠の情報である。精神医学の診断研究における標準的なアプローチは、イーライ・ロビンズとサミュエル・グゼの古典的な論文によって示されたもので、五つのカテゴリーにおけるそれらの証拠の軌跡を同定することである。すなわち、症状（現象学）、家族歴（遺伝リスクを反映する）、疾患の経過（症状が始まった年齢、エピソードの回数、転帰）、生物学的マーカー（これまで行われてきた研究期間には診断的に特異的なものとして結果が出なかった）、そして治療効果（時に疾患の間で異なる、ある投薬に対する反応）である。

以下の研究は、躁症状について行われてきたものである。一九九〇年代初期の非常に大規模で前向きな三十年間の研究において、そのような症状の二日間がそれらの人達の二つのグループを見分けるのに十分であることが示された（双極Ⅱ型障害と大うつ病性障害）。四日間への観察期間の延長は、診断に対する感度や特異度のいかなる増大にもつながらなかった。しかし、これらのデータは実際的な懸念から今日まで無視されてきた。もし双極性障害の診断が膨れ上がると、過剰診断となって抗精神病薬が過剰に使用されるかもしれないからであった。

ある思考実験をイメージしてみよう。私たちが神のようであると思ってほしい。（多くの医師はこの妄想に悩むといわれている。ここでは、思考実験としての意味である。）神として私たちは全てを知っているので、私たちはある病気が存在することを知っている。それをX病と呼ぼう。この病気においては、最初の症状Yが二、三日間続き、その後別の重篤な症状Zが数週から数ヵ月間続き、繰り返す場合には最終的に五パーセントの人が死ぬ。

さらに考えてみよう。医師は神のようであるよりも間違いをしがちな人間で、その最初の症状Yが四日間以上続いているだけで誤ってその病気を診断する。そしてまた、知られている有効な治療法は未だ何処にも無いと考えてみよう。

治療法の有無で、疾患の実在性に違いがあるだろうか？　疾患の現実はそれがそうあることであり、どんな治療が可能か否かや、人間の考えることには関わりない。

そして、常に治療法が無かった多くの内科疾患がこれまでにあった。しかし、出来る限り医師達がそれを理解することが常になお有用であった。というのは、治療法はしばしば後に開発された。

治療における限界は、疾患の無知を正当化しない。

別の二十年間の研究で、双極性障害の人の約三〇～四〇パーセントは実際には診断されていないことが繰り返し示されているにもかかわらず、幾人かの疾病分類学者らは過剰診断の古くからの恐れを口にする。これらの大うつ病性障害との直接の比較において、大うつ病は過剰診断されている一方で、双極性障害は過少診断されている。双極性の過剰診断を主張している報告においてさえ、それらの同じ研究のデータは、双極性障害は過剰診断よりも二倍の頻度で過少診断されている事を示している。過剰診断の懸念（第七章で概説されているように、批評家らによって表明される心配の多くの根底にある）は、科学的に詳細な検討には耐えられない。

私たちは、薬の副作用の問題を後に残している。私は、抗精神病薬が過剰使用されていることに同意する。しかしまた、抗うつ薬が過剰使用されていると思う。抗うつ薬で治療する病気を患っていない人に、抗うつ薬を過剰に使用するのがなぜ良いのであろうか（すなわち、双極性障害においては、今や特に抗うつ薬がまさにこの病気を悪化させうることを私たちが知っている時に）？

米国における臨床実践パターンの最近の大規模な解析において、気分安定薬—リチウム、バルプロ酸、カルバマゼピン—は、実際に最も使用頻度が低く、過去十年間に唯一使用が増えていない部類の向精神薬である。

薬に対する懸念は誇張されている。

しかしながら、もし私たちに治療薬が無いとしても、肝心なことは私たちが正しく診断しようとする試みの現実とそれは無関係である。科学的な目的は、精神疾患を正しく診断することであり（広過ぎないように—そう、しかしまた狭過ぎないように）、精神疾患が存在しない時にそれを見分けることである。

私は、DSM‐ⅢやDSM‐Ⅳに幾らかの利点があることを否定しない。しかし、私たちはDSMの改定を正して進めるために科学を使うべきである。もちろん、利害関係は避けられないし、現実的な配慮も有意義である。しかし、私たちは本物の科学的な証拠を無視するべきではない。DSM‐Ⅳは多くの理由で道理にかなって批判されてきたし、DSM‐5もそうであろう。私の見解では、これらの批判は科学的な知識が職業的なご都合主義の犠牲になることが目論まれた時に最も妥当なものとなる。

ある者は、専門家たちはいつも彼らの診断の領域を広げることを支持して偏っており、さらに科学的な証拠はそれ自身で成り立つ（系統立った説明がつく）には常に限られ過ぎており、そのため「実用」の要素の優越があると主張する。読者は、ここまででこの後者のコメントは現代のアメリカの標準的な信念体系を露呈してしまっていることに気付くであろう。すなわち、不当に科学を疑う傾向と如何なる真実をもほとんど尊重しない、無意識のポストモダニズムである。

こうなるとは予想されていなかった。ＤＳＭ－ⅢからＤＳＭ－Ⅳへの線に沿った何処かで、精神医学の指導者たちは道に迷ってしまった。一九八〇年にロバート・スピッツァーとジェラルド・クラーマンと他の人達が、将来の全ての改定では科学が最優先になるであろうことを見込んでＤＳＭ－Ⅲの大きな革命を引き起こした。（専門家たちが常に彼らに関心のある診断を広げたいとする主張とは反対に、ＤＳＭ－Ⅲの統合失調症の専門家たちはその診断が狭くなることを擁護し、私は気分障害と精神薬理学の研究者として、ＭＤＤの診断が狭くなることと抗うつ薬と抗精神病薬の使用が少なくなることを長らく擁護してきた。）「実用的」な配慮―臨床家らの信念、患者らの希望、多くの科学的な事実に対する私たちの全般的な無知、私たちの治療の限界、保険の支払いの必要―に注意を払わなければならないという事実は、必要悪として受け入れられた。

しかし、一九九四年にＤＳＭ－Ⅳへの移行に伴って、科学についてのある重要な疑念が疾病分類学者たちの心にゆっくりと浸透した。というのは、科学はＤＳＭ体系の中では最も重要ではなく、そうであるべきだという結論を彼らは出した。実用的で、職業的で、経済的で社会的な配慮がより重要であると。この過程は、むしろ政治的に不当に手を加える（自覚に有利なように選挙区の区割りをする）ことに類似しているように見える。すなわち、「正しい」境界線はなく、私たちがより選挙で当選しやすいように決めようと。

　そして、ここにその指導者たちによって打ち明けられたDSM－Ⅳの悲しい秘密がある。つまり、科学は最も重要ではない。

　DSMのこのポストモダニズム的革命の重要な結果がある。何十年にもわたる生物学的研究は、DSMの第三版や後のものの中に記述された症候群に当てはめられた時に、大抵は成果の無いものだった。うつ病や双極性障害に対する生物学的マーカーは決定されず、特異性の高い効果的な治療は見つからなかった。遺伝的な原因も発見されなかった。

　多くの責任は脳である。心と脳はとても複雑である。本当に難しいと議論される。これに遥かに到達するには二百年かかる。ゆっくりと前へ向かってたゆまず苦労して進むのに、多くの労力がさらに必要であろう。

　この責任の幾らかは、疾患から私たちに移すべきかもしれない——これらの疾患を理解しようという望みを主張する人達である。自然が私たちの実用主義的な立場——保険の支払いの目的や、精神科診断を最小限にしようとする社会的なスティグマの影響の据え置きや、私たちの同僚の臨床的な信念体系や、疾病分類学者たちの個人的な信念など——から私たちがほとんど完全に作り上げた疾病分類に従わなくても、私たちは驚くべきではない。私たちは、これらの人間の特異的な動機が生物学的マーカーや遺伝子検査や薬物の効果に反映されなくても、驚くべきではない。

自己実現的な予言（予言した事柄が現実になる）の悪循環が作られてきている。私たちの実用主義的な疾病分類学者たちは、私たちの科学は私たちの分類の基本に至るまでには十分に発展していないと主張する。このように、実用主義的な判断は審判を待つことになる。しかし、それらの極めて実用主義的な判断は、私たちの科学が私たちの疾病分類の数々を特徴づけるのに十分に進歩するのを妨げる誤った診断的な定義を作り出している。

精神医学の歴史で最も偉大な科学的成功を考えてみてほしい。すなわち、神経梅毒である。一九〇〇年頃のヨーロッパにおいておよそ一パーセントの人が精神病院に監禁されていたということを知っている人はほとんどいない。その多くは、神経梅毒であった。その初期と中期において、時には数十年間、神経梅毒による躁病、うつ病、精神病をクレペリンが当時呼んだ早発痴呆（ＤＰ）と躁うつ狂（ＭＤＩ：第二章参照）から区別することは出来ない。しかし、注意深い臨床的な記述によって、精神科医たちは狂気の進行麻痺 general paralysis of the insane（ＧＰＩ）──梅毒の進行した段階──の人々を、見分けることが出来た。後に、梅毒検査が開発されてスピロヘータ菌が同定された時に、これらの患者の血液と脳の検査は、ＭＤＩやＤＰとは異なって、彼らには梅毒があることを示した。もし精神医学が一九〇〇年にこのＤＳＭの実用本位の検証を適用していたら、これらの進行麻痺（ＧＰＩ）の患者らはＭＤＩやＤＰの患者らと混同され、後の梅毒検査があらゆる場面で使われたであろう。そして、それらの生物学的検査は陰性であったと思われるし、神経梅毒は同定されなかっただろう。そして、これまで発見された中で最も効果的な向精神薬の驚くべき成功―ペニシリン―は、知られないままであっただろう。

ある人は、別のスピロヘータは決して存在しないだろうし、精神疾患の他の如何なる主要な生物学的原因も今迄に発見されてしまっただろうと言う。おそらくそうであろう。あるいはおそらく、ＭＤＤのような疾患単位の主要な原因を私たちが発見できないのは、それが生物学的に妥当な疾患単位ではないからである。私たちは、失敗を確約している。すなわち、もし私たちがＤＳＭの疾病分類に対して、この偽りの実用本位でポストモダニズム的アプローチを取り続けるのであれば、私たちは決して発見されるべき他の如何なるスピロヘータが有るか無いかも判らないであろう。（消化性潰瘍疾患におけるヘリコバクター・ピロリ菌の役割の発見に偶然にも出くわしたように、私たちがもしかすると驚くかもしれないと誰が分かるだろう。）

ある人は、私たちが保険や他の目的のためにどのように診断を定義しようと、それに関係なく科学は進歩すると信じている。しかし、ＤＳＭ－ⅢとＩＣＤ－10（ＩＣＤ第十版）は保険文書以上のものとなってしまった。それらは、精神医学教育プログラムにおける主要な教材である。そしてそれらは、この様にしばしば不幸にも精神病理学の実際の研究の代替えとなっている。それらは、表向きは信頼を広げているという根拠で、研究に使われる主要な定義でもある。

少なくとも、私たちは全て同じものを持ち出している。もしＤＳＭ－Ⅳやｌ ＣＤ－10の診断基準が使われなければ、研究費を得るのも難しく、研究が出版されるのも難しい。これらの事実—教育と研究の両方への影響—は、研究者達がＤＳＭの定義の境界を吟味したり主張したりすることを思いとどまらせる。そして、そのような研究が行われている時でさえ、私たちは見て来たのだが、ＤＳＭ－ⅣやＩＣＤ－10の定義の変更を受け入れる閾値は高く設定されてきており、ほとんど変更されていない。

信頼性（診断の定義についての合意）は実現されてきているが、それはかつて望まれたように妥当性（私たちの診断についての正しさ）への通過点にはなっていない。信頼性は大切だし有用である。しかし、それ自体で終わってしまったようである。私たちの疾病分類学者達のある者は、この革命を嘆くよりむしろほめたたえている。科学的な衝動によって出発したＤＳＭ－Ⅲにおいて、信頼性が妥当性への最初の一歩だという主張がなされた。私たちは自分たちの定義に賛成しようと思うし、科学的なデータがそれらの変化を支持するならそれらの定義を検証して変更しようと思う。今ではＭＤＤや軽躁病のような私たちの定義はもはや変えられないので、それらが最初に定義された時に存在したよりも良いデータは、さらに改定するためには不十分だとみなされる。

ある者たちにとっては、実用主義（プラグマティズム）は必要悪である。科学が最低限のものか、あるいは論争の余地があるところでは、実用的な判断は避けられないように思える。他の者たちにとっては、プラグマティズムは科学よりも良い。というのは、製薬業界や、特定の診断に賛成や反対をするイデオロギーの利益団体、政府機関、保険局、あるいは反精神医学群衆のような他の操縦者たちの致命的な影響に対抗するためにその診断を操ろうとする職業的な試みを反映するものとして、それは賞賛されるべきである。科学は場違いである。そして、科学が関連を求めてくると、それは「価値」判断の仮面であり、それらの様々な他の利益団体等の熱意を支持する単なるベニヤ板に過ぎない詐欺師として追い出される。

しかし、もし私たちがいかなる精神疾患にも何らかの実在性があることを受け入れるのであれば、それは幾つかの場合には生物学的な疾患として、また他の場合には社会的にあるいは心理学的に確認できる経験として、私たちは精神医学的疾病分類のこのような扱いを止めなければならない。

私たちは、それをより科学的に出来るはずである。私たちの同僚が内科学でそうしたように。あるいは、たとえ私たちが「プラグマティズム」を私たちの究極の信念体系として受け入れるとしても。さあ、そのプラグマティックな質問をしよう。すなわち、科学対「プラグマティズム」（DSM－Ⅳの指導者たちによって定められたポストモダニズム的な変化の中の）の結果は何なのか？　二つの対照的な時系列を考えてほしい。

最初の時系列は、五十六年間にわたる。

一八九二年：内科学のための「ＤＳＭ－Ⅰ」で、ウィリアム・オスラーによる医学の原理と実際。肺炎の原因は未知で、治療は効果無く、その結果死に至る。しかし、オスラーは肺炎の多くの特徴を注意深く誠実に詳細に記述している。

一九四八年：その後、五十六年で十六版となる。そして、彼の死後二十八年。オスラーの教科書の最後の版は、あらゆる薬における最初の無作為化臨床試験、それは結核性肺炎に対するストレプトマイシンであったが、それが行われた同じ年に出版される。

二番目の時系列は、現在まで六十一年間つづく。

一九五二年：精神医学のためのＤＳＭ－Ⅰ、入院患者を分類するための行政文書。

一九六八年：ＤＳＭ－Ⅱ、神経症と精神病に関する薄っぺらな文書で、臨床家からは大抵無視されて、ほとんどは保険の文書のために使われた。

一九八〇年：ＤＳＭ－Ⅲ、診断の数が二倍になり、疾病であるなしということを避けるための「障害」という言葉の使用。しかし、科学的な研究を根拠とする診断を作成する最初の試み（オスラーがかつてそうしたような）。

一九九四年：ＤＳＭ－Ⅳ、科学に基づく幾らかの少ない変更と「プラグマティズム」に基づく他の多くの変更。

二〇一三年：ＤＳＭ－５

どちらの時系列が偉大な実践の結果であろうか？

それは明らかである。すなわち、オスラーの疾病分類学は誠実であった―そして内科学は、一世紀の間にそれ以前の二千年を越える爆発的な進歩の中で大きく前進した。（精神医学の）ＤＳＭ疾病分類学は不誠実である―そして精神医学は、その不誠実さのために過去半世紀の間停滞した（さらに米国では、その前の半世紀は精神分析的な空論のために停滞した）。

診断におけるオスラーの臨床的に詳細で科学的な緻密さが無ければ、抗生物質の革命は医学的な実践にそのように容易には適用されなかっただろう。それについて考えてほしい。つまり、私たちは精神医学の薬を有り余るほど持っている。しかし、私たちはどの患者がそれらを服用しどの患者が服用すべきではないのかを知らないように思える。私たちの内のある者たちはそれらを多く使用し、他の者たちは頻繁には使わない。それらは、私たちの個人的な趣向（センス）による。私たちは、薬剤の放蕩と厳格主義の間でやぶ蛇の議論をしている。

…………………………………………………

私たちは精神医学の薬を有り余るほど持っている。しかし、私たちはどの患者がそれらを服用すべきなのかを知らないように思える

…………………………………………………

生物学的なそして治療研究の失敗は、疾病の分類を自然や私たちの疾患の知識にうまく合わせて完全なものにしようとする試みというよりも、不都合なものに関してＤＳＭの指導者たちの個人的な見解を満足させるために設計された私たちの「実用主義的」な疾病分類によって、予定されていたものかもしれない。

科学が理に適った品質基準を満足する限り、科学とプラグマティズムの二者択一は誤りである。

プラグマティズム（実用主義）の思想は、名誉ある系譜である。十九世紀の哲学者で数学者のチャールズ・サンダース・パースによって創出されたプラグマティズムは、私たちは私たちの考えの真偽をある固有の質によって判断するのではなく、経験上のそれらの結果によって判断すべきだということを意味した。ある理論は実験によって試され、実験の結果がその理論を実証したり、その理論の誤りを立証したりする。これは、パース―そして後の哲学者ウィリアム・ジェームズとジョン・デューイ―がプラグマティズムによって意味したものである。

ＤＳＭ－Ⅳ改定の指導者を含む多くの精神科医たちが、科学に代わるものとしてのプラグマティズム―もし私たちがパース、ジェームズ、デューイの哲学において使われるその用語について語るなら、無意味な区別であるが―を掲げているようである。これらの哲学者達は、科学が無いかほとんど無いところでは、プラグマティックな考慮は重要で、とりわけ法的な目的の為にはそうであると主張した。しかし私たちは、私たちの「プラグマティックな」推量を、科学よりも重要視させるべきではない。科学が優先権を持つべきである。さあ、科学には限界があって、科学がしばしば間違いうること、さらに言えば、科学は常にある程度間違っているということを私は十分に知っている。そして、薬剤に関連した研究のあるものにおいてのように、科学は誤って使われる可能性がある。研究者達は自分のお気に入りの考えと、盲点を持っていることを私は知っている。そして、研究者ではない人達も同じである。科学の美しさは、誤りがその過程の中に組み込まれていることである。パースの言葉を用いれば、科学においては、真実は正された誤りである。科学的な仕事は、人が出来る限り明確にそして正直に真実を知ろうと探す限り、間違いを恐れることはない。プラグマティックなアプローチは、―たとえ、その研究の証拠が正しいことに対する合理的な証拠を与えていても―私たちがたまたま役に立つとか実利的であると考えることの犠牲になって、正しい事に対する無視を含む。これは純粋な功利主義であって、プラグマティズムではない。―マーティン・ルーサー・キングがかつて「何とか切り抜ける為に」と言ったように、一つの目的のみを持った時には真実を無視する。（そのような「プラグマティズム」の提唱者たちは、キングの説教におけるこの態度の道徳的な弾劾に耳を傾けようとするかもしれない。）

　私がＤＳＭの全てを生物学的な疾患として言い換えることを望むに違いないという陳腐な憶測を読者らは避けるであろうし、私はそう望む。全く逆である。私たちは診断的記述の誠実で科学的な仕事を出来る限り真剣に客観的にする必要がある、と私は思う。そうすることで、私たちはそれらの病気の状態と病気ではない状態を知って理解することが出来る。仕上げられた診断ラベルの「プラグマティックな」懸念は、多くの場合には妥当である。しかし、病気に対する科学的な証拠が理に適って強い時には、それは妥当ではない。私たちは、次の両方の結果を同様に真摯に受け止めるべきである。それは、証拠が心理的な問題を病気であると理解するのを支持する場合と、証拠がそれらの問題を病気ではないと理解するのを支持する場合である。〔傍点訳者〕ほとんど全ての状態を単純に「流行」と判断して全てを「診断ラベル」とみなすのは、単純でもっともらしく、そして間違っている。—委ねられた状況からそのようにするのは容易であるが、私たちの知識を前進させることはほとんど無い。精神医学は、科学的には内科学が十九世紀の終りにいた同じ位置にいる。もし内科学が実現した進歩を私たちが経験しようとするなら、歴史上の成功例を研究してそれに従うと上手くいくだろう。私たちは、オスラーが彼の教科書の中で内科学のためにしたのと同様に、自分達の現在の科学的な能力の最善を尽くして、私たちの（患者の）精神医学的な症候群を記述するために精力的に仕事をするべきである。もしその仕事が客観的に誠実になされるならば、その時にはそのような定義の数々は活性化して、私たちの過去の「プラグマティックな」数々の診断とは違って、神経科学と治療における将来の進歩につながるであろう。内科学に対するこの科学的なアプローチは、ヒポクラテスがコス島に自分の学校を建てたのに対抗してクニドスの学校において彼に先んじた「プラグマティックな」医師達に反対してヒポクラテスが支援した、正にその事である。

　私たちは何についてプラグマティックであるべきなのか？　医学的な意思決定の古典的な教科書で支持されているように、治療についてプラグマティックであることはかなりの正当性があるように私には思える。しかし、診断についてではない。そこでは、著者らは診断検査（医学ではスタンダードである）と治療に対してベイズ流の実用主義を使っている。例えば、もしある人が診察によってある臨床的な問題が存在する基準の可能性が有る状態だとすると、ある陽性の検査はその可能性を増す。一旦その実際に存在している臨床的な問題の確率が十分高くなると、医師は治療を決断する。もしその治療の毒性が高ければ、臨床的な問題の確率は、治療がより支障のない時よりも高くなくてはならないだろう（私たちは臨床的な問題が存在することにより自信があり、治療の閾値は低くなるだろう）。しかし、診断基準にそのようにプラグマティックな概念を当てはめることは全く違ったことである。医療においては、もし誰かが毒性のある化学療法を使おうとすると、高い信頼性のある癌の診断を求める。アスピリンを使おうとする時には、さほど信頼性のある頭痛の定義は必要としない。ところが、この（治療における）プラグマティックなアプローチは、臨床医が化学療法による治療を決断することを困難にする目的で私たちが癌の定義を変えようとすることを意味しない。これは、ＤＳＭ‐Ⅳの疾病分類学者達がしようとしていたことなのである。癌は癌であるし、もし私たちがそれをよりよく理解して良い治療をしようとするならば、私たちはそのことについて誠実である必要がある。同じことが、重症うつ病や双極性障害のような深刻な精神疾患にも当てはまる。

全てのこれらの批判―精神医学、薬物、製薬業界、診断―は、ポストモダニズムに関する多様な変化である。ポストモダニズムが間違っているので、それらは全て失敗する。双極性障害は実際に起こるし、うつ病や躁病は現実の経験であり、しばしば生物学的な原因で投薬が必要なことも多い。この何物も、うつ病や躁病の経験をよりよく理解しようとする私たちの必要を狂わせることはない。

さあ、道程のガイド達に目を向ける時が来た。彼等は歳月の試練に耐えた思想を持ち、私たちに静かに真実で語りかける深遠な人達である。

◉第Ⅲ部　ガイド

第十章　ヴィクトール・フランクル

苦しみを学ぶ

現代のアメリカの豊かさの中にあって、私たちは心の飢餓を見つける。体は大きく満たされていても、心は死んでいる。

肉体的な荒廃に続いて、心理的な死が当然であった時と場所があった。人間の最も深い絶望が試された時で、そこではその最も恐ろしい実験を、精神医学の実存的なアプローチが受け止めていた。すなわち、アウシュヴィッツである。ある精神科医は、彼が生き延びるかどうかさえ決して知ることのないままその経験を記録し、それについて思索した。ヴィクトール・フランクルの家族は全て死んだが、彼は収容所を離れて、その悲劇的な出来事が人間の心理に対して何を意味したかを私たちに伝えた。

人々が収容所に入る時に最初に二つの様相があることに、フランクルは注目した。ショック―それに続くアパシー（無感情）、全ての感覚が鈍くなることである。彼らの収容所での残りの期間、拘束された人達は毎日生き延びることのみに集中した。高尚な考えや大きな悩み、夢の数々—生き延びることが重要な時には、全てが脇にやられる。よく知られているようにフロイトが大抵の夢はセックスと攻撃を映し出しているとみなしたところで、フランクルは収容所収監者たちの夢は「パン、ケーキ、たばこ、そしてよく温まれる風呂」であることを発見した。捕虜たちの夢には、ほとんど性的な内容は無かった。会話の最も共通した話題は食べ物で、下品な冗談においてさえセックスはほとんど出て来なかった。

フロイトは、セックスが人間の主要な本能であると考えた。その収容所は、他の在り方を証明するひどい心理学的な実験だった。人間存在の最も深い限界に直面する時、最も主要な本能は食べ物に対する餓えを満足させる事であり、最も深刻な生理的欲求は単に生きているという事実であった。

強制収容所の生活は、フランクルにとっては一般的な生活の悲劇の悲惨な激化となった。そこでは、全ての人々は、理由も無く、期限も無く、あからさまに死の可能性の有る毎日に、楽しめる機会も無く、逃げる手段も無かった。「強制収容所の単調な生活は、『未来の無い』感覚へと導いた」。収監者たちは、非常に多くの新時代の権威者たちの催促により、生きることを強要された。すなわち、彼らには過去も未来も無く、そのため彼らは現在にのみ生きることを強制された。しかし、そのようにしていて、彼らは深いアパシーに陥った。存在することのみが目的の「植物的な」存在であった。

全ての人は、これが最悪の結果であることを知っていた。フランクルは書いた。

無表情の収監者たちが兵舎の寝台に単に横たわり、点呼や分隊の仕事の任務に起き上がるのを拒否し、混乱した呼びかけにも煩わされず、洗面所に行くのも止めてしまうような日が来るかもしれない。一旦彼らがそのような状態になってしまったなら、叱責や脅しもアパシーから彼らを目覚めさせることは出来ないであろう。もはやこれ以上、何物も彼らを驚かせなかった。そして、彼らは罰を鈍感に、無関心に、さらにそれらを感じていないように受け止めた。

最も恐ろしい精神医学的な結果は、苦しみではなくアパシーである

あるユダヤ人収容所の医師は、フランクルに告げた。彼の収容所では一九四四年のクリスマスまでに解放される期待があると。しかし、その休日は解放の無いまま過ぎ去った。そして、次の週には「前例のない大量虐殺」があった。捕虜たちは生きていた、文字通り意志の力によって。意志が無くなった時、すべては失われた。未来の喪失は確実に精神疾患をもたらす、とフランクルは結論付けた。健康であるためには、人は未来を持たなくてはならない。

フランクルは、ホロコーストのこの悲劇の経験からある重要なことを確認した。すなわち、最悪の存在状況における最も恐ろしい精神医学的な結果は、苦しみではなく—それはアパシーであると。強制収容所収監者たちの最悪のシナリオは、不安や怒り、あるいは抑うつでさえな

い。―それは完全に無関心になって諦め、気にしなくなることである。これを元にしてフランクルは結論付けている。私たちは、苦しむことを恐れるべきではない。私たちは、苦しむか否かを気にしなくなることを恐れるべきであると。

強制収容所でのアパシーに対する最も良い防御は―それにより生き延びることを促進する主な手段であるが―苦しむことであることを、彼は発見した。苦しむことはアパシーを防いだ。苦しんだ人は生き延びた。苦しむ能力を全て失った人は死んだ。

収容所では、通常の生きる意味の源は締め出された。喜びは手に入らず、合意のセックスも無く、風味豊かな食べ物も無く、読み書きも無く、旅行も、バカンスも、庭仕事も、ラジオも、音楽も、無かった。楽しみや、生活に対する創造性も、無かった。しかし、苦しみがあった。フランクルは、楽しみが許されない時には、苦しみが生きる意味を与えることを発見した。苦しみを拒否し、存在を経験する彼らの唯一の選択肢である痛みを拒否した人達には、何も残らなかった。喜びは否定され、そして彼らは痛みを拒否した。そこには何も残らなかった。―彼らの生活は無になった。彼ら自身が何物でもなくなり、彼らは死んだ。

フランクルは、収容所は「成功の熱狂」のベニヤ板をばらばらに取り壊したと理解した。人生の普通の過程では、私たちは人生の意味はある目標を成し遂げることから来るという印象を持つ傾向にある。そして、私たちはそれらの目標を追いかけることに忙しく携わる。そして、私たちはこれらの目標のために、―時間、金銭、努力、人との関係を―計り知れない程に犠牲にしさえする。もし私たちがそれらの目標（名声、富、結婚、子ども）を達成すると、私たちは自分達の人生の意味を達成したと信じる。もし私たちが失敗するなら、私たちはその意味もまた失われてしまったのだと信じる。ここにフランクルの洞察がある。すなわち、収容所では成功の選択肢は無かった。誰もが失敗することを強制された。そしてなお、失敗の経験とそれから生じる苦しみもまた、その人の人生にある意味を与えた。そしてまた、日々の生活の中で私たちは生き延びなくてはならず、私たちは何か成し遂げることを探さなくてはならない。失敗や成功は、彼ら自身の道においてそれぞれ意味のあることなのだ。失敗することは意味の無いことではなく、試みて成功しないことからもたらされる利点があるのだ。

収容所では、もしあなたが苦しめないならば、あなたは誇張なしに肉体的に死んだ。毎日の生活では、もしあなたが苦しめなければ、あなたは比喩的に、心理的に死ぬ。ある例では体に深いくぼみを作るし、別の場合にはフランクルが呼んだ「精神的な深いくぼみ」を作る。彼が主張した最悪のうつ病は、苦しむことのメランコリーや痛めつけられた魂ではなく、もはや心配することのない無感情で麻痺した人間の「メランコリー感覚麻痺」であった。

結果は過程よりも重要ではない。収容所では結果は予め定められていた。というのは、出口は無かった。しかし、絶望が唯一の反応ではなかった。そして、強制収容所の極端な例は、典型的な私たちの生活と質的にそれ程違わない。つまり、私たちの人生には自分達がコントロール出来ない多くの面があるし、実際に幾つかのものはある意味で予め決められており、とてもコントロール出来そうもない（おそらくカルヴァン〔予定説で知られる宗教改革者、一五〇九―一五六四〕はさほど間違ってはいなかった）。そのように、私たちは収容所の捕虜たちと共通に持っている（明らかに同じではないが）、あるジレンマに直面しなくてはならない。すなわち、私たちが十分にはコントロール出来ない運命の問題である。このことは、私たちが私たちの目標に向かって私たちの状況を導こうとすべきではないということを意味しない。しかし、私たちは私たちが変えられない緊急事態に直面する準備をする必要がある。運命は「可能なら形づくられるべきだし、必要なら耐えられるべきである」、とフランクルは言った。喜びは成功する時に訪れるし、失敗すると苦しむ。何れの場合にも、私たちはそれらの両方の感情を受け入れて歓迎さえしなければならない。それらは私たちの精神的な生活の泉であり、―そして生命を維持する。

　収容所の経験によって、フランクルは、異常であることの私たちの概念は正常であることの文脈において理解される必要があることを学んだ。異常な状況における異常な反応は正常であると彼は言った。そして、症状は時には達成として新しい名称を与えられるべきである。彼の見解では、これは特に不安の経験の場合である。ある程度不安なのは正常である。そして、霊的な存在でさえも、それは健康のしるしである。生物学者は、有名な不安の逆U字曲線について言及する。つまり、不安が少な過ぎるのはあなたが禅のような状態になっているので、あなたは動物が後ろからあなたの上に急に飛び掛かっても反応しないだろう。そして、不安が多過ぎるのはあなたが非常にイライラしているので、ほとんど無い恐れに対しても過剰に行動して飛び上がる。その中間が私たちの望むところである。誰かがうつ病を経験すると、病状はその人がそのどん底で完全に無感覚で不安が無くなるまで悪くなりうる。重症うつ病にもかかわらず不安になるのは、実際にはある達成であり、うつ病の人がその人の意志を打ちのめす抑うつと闘ってそれを取り除き、全ての不安をそれと共に引き受ける人格の強さの産物である。これは、フランクルが不安を症状よりも達成とみなすことによって意味することである。

ほとんどの心理療法は、物事を達成して生活を楽しむ私たちの能力を向上させようとする。フランクルは、これまで正しく評価されて来なかった実存主義的な心理学の重要な側面を思いついた。そして、彼は新しい発見をした。すなわち、実存主義的な心理療法の目標は、私たちが苦しめるように助けようとすることである。その目標は、「実現可能で必要な課題として苦しむ能力」を私たちが発達させることを認めることである。苦しみがあるということは、不幸であり、幸福であり、存在の事実である。私たちは、可能であれば不必要な害悪や恐ろしい苦しみを減らすように努めなければならない。しかしまた、私たちはそれを受け入れるだけでなく、残っているどんな苦しみをも受け入れて、さらに苦しみをも生かすことを学ぶ必要がある。苦しむことは人間らしいことであり、単に後悔するような事実ではなく、より良い結果への手段である。

実存主義的な心理療法の目標は、私たちが苦しめるように助けようとすることであるフランクルは、苦しむことを理解する方法を教えた。もう一人の実存主義的な心理学者ロロ・メイは、私たちの人間としてのお互いの出会いを理解する方法を教えるであろう。彼が二番目の実存主義のガイドである。

第十一章　ロロ・メイ、エルヴィン・セムラッド

私はいる、私たちはいる

ロロ・メイは、心理士達に二つの単語の重要性を学ぶように教えた。「I am.（私はいる。）」全ての複雑な心理療法を超えて、ある複雑な方法で心の込み入った世界を理解しようとする望み―イド、自我、超自我、エディプスコンプレックス、認知、行動―の全ての後、メイは私たちに、その底のところでは全てはもっと単純であるがもっと深遠な、ある人間、ある人、ある存在、私、あなたを思い出させた。

悲しいことに、おそらく最も重要な心理学的事実は―全ての心理学と精神医学の基本であるが―、平均的な臨床家よりも子どもによってよく理解されている。すなわち、何よりも先ず私たちは皆人間であり、私たちの最も基本的な特徴は、私たちが存在しているということである。そして、抽象的な意味ではなく「生きている」―神秘的な頭文字B（Being）を伴って。私の身体の生体組織の生物学的な意味ではなく、人間的な意味で。つまり、私、私の、ナシア・ガミー（本書の著者）は今存在し、そして読者であるあなたも同じように、椅子に座って窓の外

を見ながら時計を見上げる。あなたは、今私の本を読みながら存在する。私は、今あなたに書きながら存在する。(「これは本ではない。／これに触れ、人を感動させる。／(夜なのか？ここには、私たちだけなのか？)」ウォルト・ホイットマン〔米国の詩人、一八一九－一八九二〕)「さようなら」詩一八二)

これは、基本的な実存的事実である。すなわち、私がいて、あなたがいて、それぞれが、私たちのそれぞれのみが、個人的に理解出来る、特別で唯一で、これ以上なく重要な仕方で存在する。人が心理療法家や精神科医のところへ行き、その時この根本の現実から始めないのは稚拙な臨床家である。つまり、ただ一人しかいない人が、まさにその部屋に入って来たのである。その人は、病気が見つかった後になってのみ「患者」になるかもしれないし、人生の問題に専門的なケアが必要な時に「クライエント」になるかもしれず、或いは—私たち臨床家は敢えていつもこの勇気を持っているが—全ての人間が普通に直面するのと同じもの以外に彼女は如何なる問題も持っていないことが明らかになるかもしれないので、その人はただ「人」のままかもしれない。彼女は背中を叩かれて家に送られて、自分が健康な人だと自信を回復するかもしれない。

これは、奇妙な発想ではない。多くの人は、精神医学にとっての実存的なアプローチは医学や科学においては本当に全く風変りであるかのように振る舞う。全ての人は、医師にとっては患者である。「患者」であることは「患っている」ことを意味し、医師に助けを求める人は全て何らかの形で患っているという主張において、ある者はこの使用法を正当化する。しかし、これは正しくない。私たちの多くは、これにとても馴染んでいると感じている。そして、その後にある定期的な診察で、医師が私たちには病気があると知らせる。つまり、私たちが患っているのは医師に診察を受けた後で、前には無いことになる。（高血圧は「サイレント・キラー」ではないのか？）

後にハーバードの精神科医レストン・ヘイヴンズが私たちに教えるように、私たちが病気であるよりも健康であるとより頻回に告げられているのは、科学的な医師の表れである。医師は幾つかのテストを行う。そして、おめでとう、二十五のテストであなたは正常です。しかし、この一つであなたは病気である。たとえ病気がより広い健康の背景でのみ確認されるとしても。

それが科学的である時、この方法によって医学は機能する。健康は、医学において規範的で共通の概念である。それが通常の場合で、病気は例外である。

精神医学においては、事態は逆になる。誰しも精神科医や心理療法家のところへ行くと、その診察室では病的だとされる。そして、ある「障害」のレッテルが張られ、もしそうでなくともある心理的なコンプレックスや問題が確認される。実存主義的な心理療法は、私たちが全て普通の人間で、それどころか私たちの問題は全ての人間が存在の一部として直面するに違いない同じ（「普通の」）挑戦の結果だとする見方によって、健康を前提として始まる唯一のアプローチである。実存的精神医学は、患者より人として始めることで—生物学的、精神分析的、認知行動的、等々万人に共通の患者の姿の別の形をとって精神医学を悩ませるような偽科学よりも──、ずっと実際に科学的な医学に調和している。私が「科学的」医学を持ち出すのは、非科学的な医学が──精神科医だけでなく多くの内科医によって──行われており、そこでは健康が尊重されておらず、何かが介入に値するに十分に悪そうにみえるまで検査が過剰に指示されて行われ、医師へのそれに相応する金銭的な支払いを生じる。典型的には検査が究極の目的となる。

ロロ・メイは、ほとんどの米国の臨床家がそれを薄々感づいていた遥か以前にこの事を全て理解していた心理士だった。一九五〇年代に、メイは心理学と精神医学に応用された実存主義に関するヨーロッパの著作の初めての翻訳を編集して出版した。一九六〇年代と後の一九八〇年代にかけて、メイは米国においておそらく最も卓越した地元出身の実存主義的な心理士となった。彼はまた、米国人精神科医のハリー・スタック・サリヴァン（彼は順番に第十二章で議論されるレストン・ヘイヴンズにとっての重要な影響だった）によって修正された精神分析の訓練も受けていたし、メイも精神分析的な概念を使った。彼は、精神分析の限界に対する健全な尊敬、つまりフロイトの概念はそれらが機能したところでは機能し、別のところでは間違って使われていたという認識と、実存主義的な概念の力に気づくことを教えた。私は、メイの仕事をボストンでメイの生涯の後半にメイと一緒に学んだエド・メンデロヴィッツという心理士との友情を発展させながら、より個人的に知るようになった。私たちの議論の中で、エドはメイを生き返らせ、彼の本を読んでいる時に、私はその言葉の背後にある魂を聞いた。私には、彼が今私たちに心理学に対する実存主義的なアプローチの基本を教えながら話しているのが聞こえる。

臨床家である人が潜在的な患者やクライエントである人と知り合うとき、そこには出会いがある。この出会いは、人間として同じ飛行機で知り合う二人の間で起こる。彼ら二人は、名前、家庭、背景、理想、価値、希望を持つ人たちである。精神医学の何らかの技術的な複雑さが生じる前—医師が症状を調べ、または精神分析家が感情を綿密に調べ始める前—に、その二人は知り合わなければならない。この出会いは簡単かもしれない。待合室から診察室へ廊下を歩いて降りながらレストン・ヘイヴンズはよく言ったものだ。出会いを始める一つの良い方法は、天気について話すことである（特にボストンでは、安定しない天気がそのような話題に適していた）。天気についての話の後、臨床家が彼女自身について幾つかのことをクライエントに話しながら出会いは続くかもしれない。すなわち、もしたずねられれば彼女の教育、経験、治療方法、治療の目標などを。そして、クライエントはもちろん臨床家に彼自身について話す。訪れた理由、目標、数々の問題を。

これは、簡単にみえるかもしれないし、実際に時々はそうである。出会いは時には流血なしで、継ぎ目なく医師－患者の役割に移行する。しかし、時にはそれはどこへも移行せずに、全体の関係は二人の間の出会いのまま—そして流血となる。つまり、それが実存主義的心理療法である。

いったん出会いが始まると、実存的な「テーマ」に関心を向けるのが実存主義的な心理療法家の仕事ではない。実存主義的な治療は、実存的なものを含めて全てのテーマを取り除くことを意味する。彼女が居る場所で患者と知り合う。それが最初の段階である。治療者は、患者がたまたま居るところがどんなところであっても患者の存在の領域の中に入る。（私は、今は治療者と患者という言葉を精神科医としての私の仕事における専門的な役割を認めるために使う。しかし、なおかつ私は読者に「治療者であるその人」と「患者であるその人」の意味としてのそれらの象徴（シンボル）を読みとってほしいと望む。）通常、患者はある問題を持ってやって来る。それは、ある対人関係であり、時々はある症状、時々はある罪である。その問題が何であっても、実存主義的な治療者は、精神病理学としてではなく、あるいは他の如何なる理論的な方法でもなく、最初に人の経験としてそれに出会う、とメイは教える。

その患者には不安 anxiety があるのかもしれない。—それは *Angst*（不安感）で、anguish（苦悩）や dread（恐怖）よりもうまく訳されている。もしそうであるなら、それが正常な不安であるのかそうではないのかをメイは最初に知ろうとする。（いかなる症状も異常であるとする、ほとんど全ての非実存主義的な心理療法の典型の推定を、彼は直ちに避ける。）不安は、人間存在の正常な側面である。そして、それは事実そうで、キルケゴールは「自由のめまい」と言う。つまり、私たちには人生においてなすべき選択が有るという認識であると。私たちには常に選択が有る（第十六章参照）。意識的であれ、無意識的であれ、自殺するよりも生きることを選ぶことでさえ、私たち皆がする毎日の選択である。私たちはこれやそれをする選択をする、これやそれを勉強する、ここやそこで働く、彼や彼女と結婚することを選択する。それぞれの選択は、私たちの目標に向かって前進する一歩である。しかし、それは他の道を閉ざすことでもある。それは、新生と死である。このため、私たちは心配なのである。メイは言う、存在（私たちが選択する後に生じること）と非存在（私たちが諦めたこと）の間の境界線上にいると不安が生じる。存在と非存在は、実際には分けられない。というのは、あるものは他のもの無しでは存在しえないからである。それらはお互いを定めている。これが、人生が死に網をかけられている理由であり、私たちが死を十分に受け入れるまでは十分に生きることが出来ない理由であり、人生の最大の敵が死の拒否である理由であり、そのような（死の）拒否が心理学的な自殺である理由なのである。

それぞれの選択は、私たちの目標に向かって前進する一歩である。しかし、それは他の道を閉ざすことでもある

そのように、私たちは、恐怖、苦悩、絶望を経験し、―私たちは皆―私たちの日々の選択において平凡なだけではなく、死の気づきにおいては悲劇的である。無が存在の必然である。そのようにメイは教える。私たちに死の悲劇の認識が無い限り、私たちは心理学に対する実存主義的なアプローチをとることは本当には出来ないし、私たちは彼らがどんな人であるかという理由で人間の真価を認めることは本当には出来ないし、私たちは人間主義的になれるはずはない。この種の人間学的心理学は、いかなる表層的な意味でも向上する種類のものではない。〔傍点訳者〕エド・メンデロヴィッツは、かつてメイがサンフランシスコでのある講演プログラムで他の人間学的心理学者たちと演壇で同席しているのを観察していた。私がちょうど提供した趣旨に沿ってメイがいくらかのコメントをした後に、聴衆の中の一人の女性が立ち上がって言った。あなたのヒューマニズムの見解は少々悲観的に見える。女性は言った。私が好むのは、アブラハム・マズロー（自分らしさとその人の潜在能力への到達を強調した）〔欲求段階説で知らせる米国の心理学者、一九〇八－一九七〇〕の考えであり、私は楽しい方がいい。メイは答えた。私は、悲観主義とも楽観主義とも思っていない。私は現実主義である。私は、あなたの喜びを軽んじる気はない。彼は付け加えた。しかし、本当の喜びは私たちの絶望を認めることからのみ生まれる、と私は思うと。

実存主義的心理療法の私たちの模範に戻ると、もし患者が不安そうであるなら、その時治療者は、その不安が人生の選択の恐怖や死の気づきと関係が有るかどうかを理解しようとするであろう。何れの場合にも、そのような不安は症状ではなく、ヴィクトール・フランクルが言ったように、ある達成である。それは賞賛されるべきで、治療されるべきではない。そして、心理療法の目標は、患者がその不安を認め、耐え、その不安についての見通しを持つ（この章の後で議論され、エルヴィン・セムラッドが教えたように）のを助けることであろう。その結果、その時彼は死の文脈の中で自分の人生の選択をして、人生を感謝し続けられるかもしれない。

病理としての不安や神経症（レッテルであるが）は、患者がそのような正常の不安に耐えられない時に生じる。恐怖の感覚はある高いレベルにまで増大し、行動と選択を麻痺させる。死

について の絶望の意識はやかましい大きさの音に達し、人生そのものを圧倒して、自殺を招き寄せる。その時、心理療法家の仕事は不安症状の苦しさを弱めるのを助けることである。しかし、そこにおいてさえ目標はゼロ―不安や絶望が無いこと―ではなく、フロイト流に言い換えるなら、それは健康な人間の正常な絶望である。

しばらくの間その出会いが進行中だった後、しばしば実存主義的な心理療法家は、患者が十分な不安を持っていないことを理解するであろう。彼は十分に苦しんでいない。彼は自分の選択に張りつめていない。彼は自分の限界を避けているし、死の気づきが無い。これはフランクルが強制収容所で気づいたアパシー（無感情）で、人間存在の心理学的に最悪の結果である。私たち臨床家は、この心の状態を不安ではなく「うつ」と呼ぶ。それは純粋なうつで、不安の混在はなく、完全に無感情、無快楽で―喜びを経験できず―、空虚である。メランコリーは古典的な用語で―ややもすれば最も悪い種類のうつ病で―、虚無の闇の虚脱の淵である。ここで、実存主義的な治療家がある疾患を発見し、治療は出会いから処置へと移り、このケースでは生物学的治療となる。すなわち、抗うつ薬か気分安定薬（メランコリーが躁うつ病で生じているか否かによる）あるいは電気けいれん療法である。実存主義的な心理療法家が生物学的な精神科医でもあることが不適当だということは全くない。実際、哲学者で精神科医のカール・ヤスパースは、正にそのような生物学的実存主義者であったし、そのような科学の限界と、そのような生物学的な限界を超える存在の自由と同様に、生物学と科学を認識して尊重していた（第十四章参照）。ロロ・メイも、実存主義的心理学は完全に科学と両立するし、対立するものではないと繰り返し述べた。

時々、アパシーと正常な不安の欠如は、躁うつ病のメランコリー型抑うつなしに、それ自体で存在する。そのような場合には、医学的な診断は無く、対をなす実存的な問題がある。すなわち、倦怠と順応主義である。サルトルは、この正常な不安感の欠如の鍵となる経験としての倦怠を強調した。その古典的な文学の表現は、サミュエル・ベケットのゴドーを待ちながらである。人生は空虚で意味が無い。することは無く、行く所も無く、何の為かも分からず、私たちが待つことの最後にある唯一つの明らかな運命、つまり死を避けながら、私たちは待つ。これはティーンエイジの心——もはや子どもではなく、まだ大人でもなく、子どものように生活で楽しく感じることも出来ず、大人のように死を理解することも出来ない——の典型的な状態である。実存主義的な心理療法家が観察する最も病んだ人達の幾人かは、心がティーンエイジャーのままの大人である——退屈して空虚な。彼らは特定の症状では治療に訪れないが、むしろ彼らが十代の心性のまま大人になった結果、不平・不満を抱えてやって来る。つまり、人生における意味の欠如である。

　実存主義的な治療家は、これらの患者達がいる場所——人生における意味の問題について——で彼らに出会う。そして、そうしているうちに、実存主義的な臨床家は哲学を実践しなくてはならない。患者の問題は、心理学ではなく哲学の分野に属する問題である。哲学者達は千年遡る重要な洞察を持っている。そのような叡知を強情に無視するのは、狭量な臨床家であろう。私たちは哲学を避けられない。フランクルは言う、私たち治療者がそれに魅かれるからではなく、患者達が哲学的な問題を私たちに持ち込むのである。しかし、どちらも哲学だけの問題ではない。解決策は、私たちの哲学の教授たちに心理療法家になってもらう（このことは心理士達と哲学者達の一つのグループが信じている）ことではないし、心理士達を正式な哲学過程で訓練することでもない。バートランド・ラッセル〔英国の哲学・論理学者、一八七二－一九七〇〕やアルフレッド・ノース・ホワイトヘッド〔英国の哲学・数学者、一八六一－一九四七〕は、私たちの心理学的に死にゆく市民たちの集団の問題を解決しないであろう。

その帰結は、哲学的な問題である。そういう訳で、実存主義的な臨床家は哲学を語らなくてはならない。しかし、その理由は心理学的であり、―存在についての正常な不安感の欠如である。それゆえ、実存主義的な臨床家は、問題の心理学的な根源に立ち返るために哲学を使う。

倦怠は、この実存的な状態の一側面である。そして、もう一つの側面はメイが強調している順応主義である。これはちょうど倦怠と同じくらい顕著であり、ずっと危険である。私たちは、再び自分達の十代の時にはっきりとそれを理解する。すなわち、人気の人物そっくりそのままの似た洋服のアクセサリーからソックスや履物までを買い込む人たちである。彼（彼女）らは似たような話をし（「似ている、似ている、あなたも知っているように」）、彼らは横柄に他人を蔑むように騒々しく歩くような似た行動をする。グループでは残忍で、時には彼らの犠牲者の死の原因となるところまでも弱い者いじめをする。ティーンエイジの無敵―決まり文句が、身体であれ、道徳的であれ、社会的であれ、ありふれた限度知らずの振る舞いである。詰まる所、その集団で識別されない一員でいたいという願いである。進め、どんどん行け。社交的な生活━それが最優先となる。

これは人間の成長のある段階になるまで、人はいつまでもそれを惜しむことは出来ない。しかし、それらの段階は消えることになっている。というのは、それらは終わるはずであり、何か違ったものに繋がり、しばしばよりましになる。十代の順応者は、理想的には若い大人となり彼自身を彼の仲間たちから区別して、個人的に独特な方法で世間を知るようになるし、それらは各人の独特な趣味と能力に一致してのみ確かに出来る人生の最も重要な決断に繋がる。すなわち、職業や結婚相手の選択、子どもの養育がいずれにしても違いを生じるかもしれない。

しかし、ある人達にとってはこの種の十代の時期の状態はある段階ではなく、最終局面となる。つまり、彼らは自分達の残りの人生の期間は徹底的に順応者となる。メイはこれについては率直である。すなわち、そのようにすることによって彼らは自分達の存在を殺した。彼らは、もはや彼らの存在の核と触れていない。なぜなら、彼らの存在は他者によって規定され、彼ら自身に拠らない。レストン・ヘイヴンズの言葉を用いるなら、彼らは心理的に死んでいる。実存主義的な心理療法家の仕事は、そのような順応者たちを彼らの手に落とすべきで、彼らを蘇生させて心理的に彼らの人生を取り戻すことである。これらは最も困難なケースである。

死は究極の限界であり、これが非存在の古典的な事例である。そして、順応主義は非存在と妥協することを避ける最も普通の手段である。メイは言う、「おそらく、最も至る所にこれ迄にあった私たちの時代の非存在に直面しない形は順応主義であり、それは彼自身の気づきや可能性、そして唯一独自の存在として彼を特徴づけるいかなるものも、その喪失と一致するひとまとめの反応や態度の海に彼自身を埋没させる、個人の傾向である」

メイは教える。順応主義の危険をはっきり理解する鍵は、存在の概念や私たちの存在の気づきの認識は私たちが潜在的に可能なものに成ってそれを実現することの概念と同等だと理解することであると。生物学者達が言うように、私たちは皆多能性に生まれた。そして、子ども時代から前進していかなる方向へも行ける。

・・・

生物学者達が言うように、私たちは皆多能性に生まれた。そして、子ども時代から前進していかなる方向へも行ける

・・・

私たちは、どんな職業でも、どんな伴侶も選ぶことが出来るし、どんな国へ移住することも、どんな言語を学ぶことも、どんな宗教を持つことも出来る。（私たちが変えることが出来ない唯一のものは私たちの祖父母である。）毎年が過ぎるたびに、そして私たちが子ども時代からティーンエイジの時代に、若い大人の時代に、中年に、そしてその後、―選択可能な道は、この年齢の、この人私に、私たちが誰であるかに成るまで、十ずつ、二ずつ、一つずつ閉じる。私たちはしばしばずっと長く生きるが、人生の選択肢はそこには無い。私たちは生物学的に生きる命がまだあっても、心理的には到達した。おそらく、これはジョージ・オーウェル〔英国の随筆家、一九〇三－一九五〇〕が晩年に彼のことばによって意味したことである。全ての人は、その人に値する顔を持っている。

生きることは、何かに成ることである。というのは、生きていることは違ったものに成ったり、その人の潜在能力の違った側面を実現する可能性を持っているということを意味する。英語の「being（である、生きている）」という言葉は、静的な言外の意味がある。メイは強調している。私たちは、実存主義者が個々の存在―変化と流動性の―のそれらの概念の中で意味したこと、最終的な現実としてのより良い理解をもたらすために、おそらく「becoming（に成っている）」を代わりに使うべきである。もし私たちがそれぞれの人の現実の基本的な特徴を認識しているなら、その時私たちは、生きている（being）ことの気づきは現在や過去についてではなく、より適切にはそれは未来についてである、と理解出来る。すなわち、「人間にとっての重要な緊張状態はこのように未来であり―つまり、決定的に重要な問題は私が目指していることであり、ごく近い将来に成っているであろうものである」

そのように、私たちの順応主義の患者は人生の意味に気付いていない。なぜなら、彼は自分の存在と非存在を無視しているからである。彼には成っているものが無いし、彼には未来が無い。実存主義的精神医学の臨床家たちは、意味の欠如から始めて時間をかけて患者にどのようにその根が順応主義にあるか、そしてどのように順応主義が存在や人生や死の現実に対して向き合うことの失敗であるかを示す。これが、そのような人達における実存主義的心理療法の過程であり、言うは易く行うは難しい。なぜなら、それは出会い、出会いが進行し、患者が治療者をより知るようになり、治療者が患者をさらに知り、彼等がそれらの心地良くない悲劇的で私たちが皆他を選びたくなるような人間存在の現実に一緒に直面しながら、次第に血まみれになる出会いによってのみなされることが出来るからである。

しかし、もし問題が意味の欠如であるなら、解決は意味の発見であり、これはその人が誰であるかの心理的な探究であって、何がそうであるかについての抽象的な哲学的議論ではない。

メイにとっては、解決は患者がある「私はいる」という経験をする時に生じる。ここにおいて、問題は患者に自己の感覚が無い、あるいは彼女が誰であるのかの感覚を持っていないことではない。なぜなら、あなたはX、Y、Z—あなたの好みの理論でいっぱいになっている。すなわち、それらは無意識的な欲望の精神分析的な抑圧、認知の歪み、子ども時代のトラウマの心理的な影響、不十分な養育環境、パーソナリティの傾向、生化学的な異常の数々である。これらの問題は自己の異常性を引き起こしうるし、実存主義的な臨床家はそれらを探すべきである。しかし、しばしばそれらは示されているというよりは単なる推測であり、しばしば自己の感覚の欠如が主要な実存的な問題そのものであるような事例では、いかなる異常も存在しない。それは、その人自身の存在の結びつきの欠如から大きくなる。そういった設定での実存主義的心理療法の過程で—出会いを通して、患者が経験した感情と意味を理解しようとする共感という骨の折れる仕事を通して—、治療者は患者を「私はいる」経験に向かってそっと押そうと努めている。

それが上手くゆくとき、患者は思いがけず彼が存在している—彼が、今、ここに、この世界にいて、それだけではない、すなわち、彼がいる価値があることを理解する。彼は何故だか解らない。というのは、彼はそれがどのように起こったかが解らないからである。しかし、彼は、今この時に、この言語で、この文化で、これらの親達と、この世界で、最終的に生きている。彼は、自分の両親が気に入っているかもしれないし、そうではないかもしれない。彼らは、彼を尊重するかもしれないし、しないかもしれない。彼の文化、宗教、世界についても同様である。しかし、ここに彼はいる。彼は、ここに—今—いるように運命づけられていた。そして、何れにしても彼はここにいる。ひとたび彼がそれを受け入れて、彼が生きることが正しいことを理解すると、彼はその時彼がどのように生きることを欲しているかを決めることに方向を変えることが出来る。つまり、彼が何をしたいか、彼がどのように働きたいか、彼が誰を愛したいか、彼が何を信じたいかを。しかし、もし彼が自分の存在の正当性を理解して受け入れなければ、残りのことは何も起こらない。これが、「私はいる」経験である。それはメイが言うように、他のもの全てに対する前提条件である。つまり、彼は、精神分析的なコンプレックスを持っているかもしれないし、セロトニンが少なすぎる結果内向的かもしれないし、ある点では生物学的に異常なパーソナリティかもしれない。つまり、それは全て正しいかもしれない。しかし、そのどれもが彼が存在する価値を最初に理解するまで、彼が生きていて何かに成ってゆく事を受け入れるまでは、何も定まらない。

補足説明で、メイは、旧約聖書の神が彼自身をどのように名付けるかがいかに不幸な出来事ではないかもしれないかを記述している。つまり、「私はいる」。おそらく、この気づきは私たちの内の神であり、私たちの基本的な存在の力と存在としての神の実在性の認識である。

実存主義的な心理療法にはもっと多くのことがある。それでも、ロロ・メイはその主な特徴についての明快で賢明なガイドである。すなわち、出会いと、生きて何かに成ってゆくこと、正常な不安、苦しみ、悲劇、「私はいる」経験、の気づきである。エルヴィン・セムラッドのような別のガイドが、「私はいる」から「私たちはいる」へどのように動くかを私たちに教える。

もしメイが不安はいかに正常でありうるのかについて教えているなら、エルヴィン・セムラッドはさらに進んだ。つまり、彼は精神病状態が正常かもしれないと教えた。

私たちは皆、他人（そして私たち自身）について、不正確な（あるいは不十分な）情報に基づいて誤った判断をしがちである。そのことは、ある人が考えるには、妄想の性質と質的に異なっていない。

しかし、少なくとも精神疾患であることを運命づけると考えられている妄想の意味においては、私たち皆が妄想を持っている訳ではない。ある者は、妄想は論理や推論における問題を含んでいると考える。そして、他の者は、妄想は異常な知覚（その時は正常に推論される）から生じると考える。しかし、おそらく別の説明がある（ルートヴィヒ・ウィトゲンシュタイン

〔ウィーン生まれの哲学者、一八八九－一九五一〕の考えに基づいて最近哲学者達によって提案された）。すなわち、私たちは世の中の振る舞いにおいて私たちに役立ってきたことに基づいた「根本原理として確実なもの」（これらの信念は理性的なあるいは経験的な正当化を必要としない）を持っているとウィトゲンシュタインは考えた。芝刈りに行きなさい、と私たちは言う。そして、ハサミは使われないだろうと思うと。

おそらく、妄想は、思考や感覚の前に生じるそれらのまさに基本的な確かさが私たちを誤って導くゆえに生じる。それらは何らかの点で混乱する。もし妄想がある基本的な実存的異常に基づくならば、世界を実際にそれがあるように経験する能力が無いことが、その際に患者が妄想を思いとどまることが出来ない理由を説明しうるかもしれない。そういう訳で、彼らは精神科医のもとへ行き着く。

私たちは、知識を合理性や論理に切り下げることは出来ないし、妄想の理解を認知や感覚、ましてや感情（通常はその内のどれか一つ）に切り下げることも出来ない。そして、妄想は私たちを取り残すし―考えないで感じないで―、そのようにただ存在している。すなわち、それは治療に対する実存的アプローチの明らかに治療に役立つ潜在的な重要性を持った存在である。

そのことは何を意味するのだろう？

私は、自分の精神医学の諸先生から何度となく聴いたボストンでの一九六〇年代の物語の数々を振り返って考えているのに気づく。当時ボストンにおいて精神医学の訓練と実践の最高の場所はハーバードのマサチューセッツ・メンタルヘルス・センターで、そこでの知的なリーダーで実習の責任者はエルヴィン・セムラッドだった。老年で丸々と太ったネブラスカ人の彼は、彼が培ってきた中西部的な感覚で私に対してぶっきらぼうであった（「私はちょうどネブラスカからの田舎者だった」）。彼は、この表向きの人格を患者や研修生に印象づけるのに使った。このため、短い記憶に残るフレーズの巧みな技と共に、彼を知った人達は沢山の「セムラッド話」を持って離れていった。彼はほとんど執筆しなかったし、彼の評判は主にこれらの話の口伝えに基づいて広く知られていた。ここに、私の指導教官達が私によく言っていた、彼らがセムラッドとともに観察して、彼による独特の解説によって増幅し、彼の学生達の手で文章化された、インタビューの種類の小説風にした話がある。

セムラッドは症例検討会を毎週開いており、そこでは彼が患者たちに面接をした。どの週も精神科のレジデントたちがセムラッドの面接技術を試すために、彼らの最も困難な患者たちを選ぼうとしていた。ある時、一人の意欲的なレジデントが「マス・メンタル」の「奥の病棟」（慢性で治らないと考えられている人たちが入院している病院の部分の意味）から慢性の緘黙で反応しない統合失調症の患者を連れて来た。一回に数語以上の言葉を言わせることにこれまで誰も成功していなかったし、感情表現はもっと乏しかった。彼は、狂気の孤独な部屋（セル）に閉じ込められていた。

セムラッドは教壇に腰かけた。レジデントたちは聴衆の中で彼の下方にいた。患者は、気をもむチーフレジデントの肘につかまって小刻みに歩きながら横から迎え入れられた。患者はセムラッドから少し顔をそらして何も言わずに座った。セムラッドは何も言わなかった。彼らは二人ともぎこちなく座っていた。そして、セムラッドがついに静寂を破った。「ジム、来てくれてありがとう」「ええ」患者は小声で呟いた。セムラッドは、レジデントたちの頭の上を見ながらさらに静かに座った。何分かが過ぎた。患者は、神経質に自分の椅子の中で位置を変えた。そして、彼はセムラッドを素早くちらっと見た。セムラッドは、彼の両眼を短く捕まえながら彼をじっと見た。「ジム、つらいよ」ジムはさらに不器用な動作をした。セムラッドは、彼の体重を左足から右足に移した。聴衆は落ち着かなかった。「あなたは彼女が大好きだった」と彼はコメントした。「何?」ジムは言った。「あなたは彼女―あなたの母親―が大好きだった、あなたは彼女が大好きだった!」セムラッドは、軽く彼の太ももを平手打ちしながら言った。ジムはセムラッドの方に顔を向け、そして背けた。それから、再び戻りセムラッドの眼を覗き込んだ。「あなたは彼女が大好きだった」セムラッドは、さらに優しく言った。突然、ジムが泣き出した。レジデントたちは、患者の中のどんな感情を見てもショックを受けた。セムラッドは動かなかった。「あなたは彼女が大好きだった」。「私は彼女が大好きだった」ジムはすすり泣きながら言った。「しかし、さらにあった」セムラッドは、全ての人間関係における心理的葛藤を明らかにすることを期待しながら、どうにでも解釈出来るように言った。ジムは少し身を引いて、いくらか鼻をすすった。「彼女は簡単ではなかった」彼は言った。「全ての母親はそんなものだよ」セムラッドはそれに答えた。そして、それは続き、レジデントたちは初めて以下のことを学んだ。過去に仕舞って置かれたむしろ豊かな人間関係のある生活や、どのように患者が彼の母親の彼に対する配慮の欠如について自分自身を責めたか、いつどのように彼女が精神病で入院したか、彼自身がともかくも責めを負うべきだと自分をみなしたか、どのように彼の全ての生活が彼の全ての苦悩の原因であったか。セムラッドは彼に続けさせて、思い遣りを持って彼をみつめ、どのように彼がことによるとそんなに悪くはなかったかもしれないかについて意見を述べた。さらに多くのやり取りの後、セムラッドは最後にそのインタビューを終わらせて、彼が立ち上がった時に患者の腕を軽く叩いた。「さあ、あなたは私にとって素晴らしい仲間のようだ」

患者は付き添われていなくなった。そしてセムラッドは呆然としていた聴衆に向かった。「涙は男性の中では決して嘘をつかない」彼は間を置き、そして付け加えた。「人々が最も苦しんでいることの内のかなりの部分は、彼らがそれは正しくないと自分自身に言っていることだと私はいつも考えてきた」セムラッドは、精神病には直観的で非言語的な何か重要なものがあることを繰り返し証明した。セムラッドは、その患者が精神病的であると認めていても彼の人間性を主張しようとする。「そして非常にしばしば、あなた方が患者を知るようになると、何しろ彼らは自分たちの診断を失うのだから」このことは全て一流のセムラッド主義に通じる。つまり、「私の前では誰も精神病的ではない」そして、彼のインタビューはそのことを証明した―セムラッドの考えを除いて、それは単純であった。すなわち、精神病にとって重要な生物学的なものは何も無かった。さもなければ、妄想が常に彼のインタビューの技術に彼らほどいつも従順であることはないであろう。セムラッドは、二つの当たり前のことがここにありうるかもしれないと理解することが出来なかった。つまり、精神病は生物学的（そして、認知的）な基盤を持っているかもしれないし、さらに実存主義的にも手が届き得るかもしれないと。

・・・・・・・・・・・・・・・・・・・・・・・・・・・・・・・・・・・・・・

人々が最も苦しんでいることの内のかなりの部分は、彼らがそれは正しくないと自分自身に言っていることである

・・・・・・・・・・・・・・・・・・・・・・・・・・・・・・・・・・・・・・

セムラッドは、哲学者たちが論理的に説明しようと探し求めていることを臨床的に証明した。すなわち、妄想は欠陥のある認知や生物学的な異常に過ぎないものではない（それらは通常両方を含んでいるが）―それらは、より深く人間的で根本的な実存的欠陥である何か大切なものを含んでいて、おそらく、最も重篤に病んでいる精神病患者においてもそれを私たちに思い出させ、私たちの臨床的な仕事は、―真っ先に―患者の隠れた人と接触して挨拶することを含んでいる。

私たちは、自分たちの非精神病の人々においてと同じことが出来さえすればよいのだが。

私は、個人的にはセムラッドを知らなかった。そして、それが出来たならと思う。しかし、彼について、直接、間接にボストン地区の彼の多くの学生達から学んだ。彼に最も近い弟子の一人はレストン・ヘイヴンズであったし、私は他の多くの人達と同じように何年もの間レスから学ぶ幸運を得た。もしセムラッドがボストンの実存主義的精神医学のマルクスであるなら、レス・ヘイヴンズはそのレーニンであった。レスは、セムラッドのそれらの神秘的な警句を実行し、発展させて、詳しく述べ、彼自身の方向にそれを引き継いだ。私が精神医学は何であるかを最も学んだのは、誰よりもレストン・ヘイヴンズからである（私は、彼が何十年間も率いていたケンブリッジ病院のレジデントのプログラムで正式には訓練を受けていなかったが）。

第十二章　レストン・ヘイヴンズ

同時に反対の考えを持つ

私は、私たちの知らない哲学を教える。レストン・ヘイヴンズはよく言っていた。私たちは真実を知らない。そして、私たちは誤りを知らない。私たちは精神医学において、そして人生において無知である。古いアルゼンチンの諺にある。経験は、あなたが禿げたときに手に入る櫛である。私たちの知識は死産である。私たちは死後に賢明である。役に立つには遅すぎる。しかし、なお私たちは生きている。しかも、私たちの人生の間中すべての決断をしながら生きている。さらに、私たちは最善の決断が何なのかを知りたい。セムラッドは、決して多くは書かなかった。けれども、これらの疑問に答えるために、彼に近い弟子であるレストン・ヘイヴンズの著作の便宜が私たちにはある。

レス・ヘイヴンズは、彼のハーバードの専門医学実習プログラムで訪れる精神医学について の真実を知りたがっている若く熱心で知的なレジデント達と常に対面していた。彼はまた、一つ又はそれ以上の人生のジレンマと直面して導きや知恵を欲しているほとんどが若い患者達と常に対面していた。ある男性は彼の妻と別れるべきか否か、別の人は留まるべきか否かを知りたがっていた。ある女性は他人の愛し方を知りたいと欲し、別の人はどうすれば多すぎる他人を愛することを止められるかを知りたがった。ある人は、彼の人生で何をすべきかを見つけ出す必要があった。別の人は、自分が多くのことをし過ぎていることを理解する必要があった。全ての人は、いぶかし気な微笑みと友好的な態度のこの物静かで遠慮深い心理療法家に慰めを得ていた。彼は、彼らを古いナラの木で縁取られて薄暗く照らされたハーバード・スクエア近くのブラトル〔原文 Brattle はガタガタという音の意〕通り一五一番地にある彼の自宅の診察室に迎え入れた。

レストン・ヘイヴンズの英知を要約することは、部分的にはそれが彼の英知であったため困難である。彼は、恐らくそれぞれ個々の人間の自由への彼の関わりを除いて、頑なな信念体系には抵抗した。いかなる特定の問題においても、レスが立脚するところを判別するのは困難だった。もしあなたが彼へ何かの問題を持ち出すと、彼は微妙で間接的にその反対の見解を支持しているある種の意見を通常述べる。これは、彼が教えて「思い込みに対抗する」供述と呼んだ心理療法的なテクニックであった。私たちはこの章で後ほど議論する。しかし、それは彼にとっては習い性ともなっていたため、それは全ての彼の会話に広がっていた。かつて、彼が私に言った。「ナシア、ほとんどの人は媚びて蹴落とす。しかし、あなた—あなたは舞い上がらせて褒め倒す」と。そして、彼はただ私を見た。彼が褒めてそれを言ったのかそうではないのかを、私は判別できなかった。それは賛辞のように感じた。なぜなら、レスは現にある権威に対して立ち上がる人に価値を置いているのを私は知っていたから。しかし、それは非難のようにも感じた。なぜなら、レスが私と他の人達との間に生じた職場でのある衝突について気付いているのを私は知っていたから。彼は私に警告していたのか？　それとも称賛していたのか？　それが、レス・ヘイヴンズの逆説（パラドックス）であった。彼は両方をしていた。私が分かる限りの最高のものとして─そして、それが彼のメッセージだった。彼は、彼が好む思想家エイブラハム・リンカーンのものだとするある一節をよく繰り返した。すなわち、創造性は「明らかに両立しない立場を同時に持つこと」を意味した。

あなたの理論を軽く持ちなさい。レスはいつも言った。これは、どの理論も正しくないということを意味しない。その結果、あなたはどんな一つの理論にもわざわざ縛られるべきではない─ポストモダニズムの定義にもである。その代り、私たちがそれに本当に関わっていたとしても、そしてそのようにある特定の理論が正しくて私たちが十分確信できることは決して無いということを、彼は意味した。私たちが間違っていると証明された場合には、私たちは出口を出なければならない─それは、ヘイヴンズが大いに評価した哲学者カール・ヤスパース（第十四章参照）のような現代の思想家たちによって非ポストモダニズム的に批判的になされたアプローチである。

ヘイヴンズは無知の知を支持した。それは、私たちは分かっていないということが彼の哲学であると発言することによって、彼が意味していたことである。彼は、私たちが分かっていると考えているある種のことを私たちは分かっていないということを私たちに知って欲しかったし、同時に私たちがある事柄を本当に分かることが出来るという事実を受け入れることを望んだ。（あなた方は自分たちの頭の中に相反する二つの考えを同時に持つことが出来ますか？）

ヘイヴンズはアンビバレンス（両面価値）を支持した。というのは、私たちは正しいことを確信できないので、彼は常に反対の見方から正しいかもしれないことを探していた。このアプローチにおいて、彼は米国人精神科医のハリー・スタック・サリヴァンに多くを頼った。サリヴァンは一九三〇年代から一九五〇年代にかけてワシントンとボルチモアの精神分析の集まりで積極的な支持者を得ていた。（ヘイヴンズはしばしばサリヴァンを引用したため、多くの人はヘイヴンズがサリヴァンとともに学んだという誤った印象を持った。しかし、彼らは会ったことはなく、ヘイヴンズの知識はサリヴァンの書物とりわけ古典的なサリヴァンの教科書、精神医学的面接で読んだものに由来していた。）このサリヴァンへの接近は、ヘイヴンズのお気に入りの心理療法テクニックのいくつかを導いた。例えば、サリヴァンは「投影に対抗すること」を教えた。患者は自分の考えを治療者や医師に「投影」する。そのように、ある妄想患者（サリヴァンの仕事の患者はしばしば統合失調症であった）において、人は医師が患者をある方法で傷つけようとしているという考えに直面するかもしれない。食べ物や薬は毒とみなされるかもしれない。その患者は言うかもしれない、「あなた方医師は皆、他人を支配しようとして自己顕示欲の強い行動をとる。私は、その毒は飲まない」サリヴァンのアプローチは、このようなものに答えるものであろう。「ほとんどの医師はただ権力が欲しいだけ。何と残念なことだろう」ある患者は自分の母親を責めるかもしれない。そして、サリヴァンを引用して彼は答える。「あなたの母親は、紛れもない祝福ではなかった」ここに、古典的な両価的見解がある。すなわち、患者が全ての良いものを完全に却下するのと対照的に、母親は祝福であったとサリヴァンは言う。しかし同時に、その祝福は穏やかであったし、ある点では祝福ではないし、その穏やかさは二重否定（「穏やかでなくはない」）として話され、さらに間接的な言葉に両価的なメッセージを覆い隠している、とサリヴァンは言う。

あなたは、患者たちの反応を想像することが出来る。それは、困惑である。医師は何と言った？ 彼はどういうつもりだった？ そして、彼の前で座っているレストン・ヘイヴンズの傍で、患者はその親切そうでいぶかし気な微笑を見るであろう。彼は、非言語的に例のメッセージを伝えながら。つまり、これはゲームではない。私は本当にあなたが好きであり、私はあなたを助けるためにここにいるのだと。

レスは、非言語的コミュニケーションにおいて傑出していた。彼は、患者と気持ちを通じさせてコミュニケーションをとる方法として、人がどのように座るのか、どのように身体や顔の表情を動かすのかの影響について詳細に書いた。例えば、彼は心理療法の技術として「動作共感」の概念を強調した。共感は、認知的（患者が考えることを考える）あるいは言語的（患者が言っていることを繰り返す）あるいは情緒的（患者が感じることを感じる）なだけではない。それは、動作でもありうる。患者に共感しようとする時、レスは患者が座るように座ることによって始めることを教えたものだ。もし彼女（患者）が足を組むなら、あなたの足を組むように。もし彼女が地面のある点に視線を落としているなら、あなたも同じ点を見るように。そして、彼女の顔を覗き込んではいけない。なぜなら、彼女はあなたから目を逸らすから。私は、この動作共感テクニックを用いると患者が自然に顔を上げて私の顔を覗き込むのを発見して、幾度となく驚いた。—そして、それから私たちは話をすることが出来る。

これらの方法は全て患者につながることについてであるし、ある問題の一つ以上の側面について自由に意見を話すことでもある。別の人間とつながることは難しいし、真実としての一つの信条を持つこと、すなわち一つの考えに陥ることは簡単である。私たちは皆、自分たちの信条を持っている。そして、その信条が悪いというのは簡単である。しかし、私たちは皆、私たちがそのために命を縮めるような多くの信条とともに生活している。ヤスパースは、それらを「人生を支える嘘」と呼んだ。誰かの人生を支える嘘を取り去れ、そうすれば彼らはあなたを軽蔑するだろう。これこそ、ヘイヴンズが心理療法においてしたことである。私にはそのように思える。つまり、レスは、非常にゆっくりと患者との強い人間的なつながりを育てることに絶妙の注意を払いながら、彼あるいは彼女の人生を実際に絞め殺している、その人の生活において人生を支えている嘘を剥ぎ取ろうとした。治療の最後には、その人はそれらの嘘から自由になり、彼や彼女が実際に成ることが出来るであろう誰にでも、今や自由に成れたのである。

ヘイヴンズはかつて、彼が「古典的な男性のジレンマ」と呼んだことの中で、この反対の考えを持つアプローチの例を教えてくれた。つまり、彼は彼の妻と一緒に居るべきか、別れるべきか？　彼は両方の側についた。その改善はこうだった。すなわち、彼はその全てを減速した。ヘイヴンズには解決法は分からなかった。しかし、彼は患者が問題の全ての側面を見たということを確かめたかった。そのように、どのような方向に患者が行ったとしても、ヘイヴンズは反対へ行こうとする。もし患者が彼に従うように変われば、そのときにはヘイヴンズは患者の元の考えに味方して話すであろう。正しい答えは無い。しかし、正しいアプローチは有る。すなわち、問題の全ての側面に注意を払うことである。

ヘイヴンズの考えでは、それが心理療法の目的であった。すなわち、個人の解放である。彼は、革命的な解放運動のように心理療法を実践した。彼は、民主主義的な思考の概念を政治から心理療法に移転した。ヘイヴンズは、過去に行われたことのない独自の方法における政治的な精神科医であった。このため、彼の心理療法へのアプローチを説明する際に、リンカーンや米国の建国者達やグラッドストン〔英国の首相、一八〇九－一八九八〕やチャーチル〔英国の首相、著述家、一八七四－一九六五〕のような思想家たちの引用がしばしばある。彼は、治療を「感動させる話や鋭い洞察ではなく、解放の継続的な行為」を含むものと見なしていた。

レスは、精神疾患についての差別的な態度であるスティグマ（汚名、恥辱の烙印）の巨大な問題の主な原因は、メンタルヘルスの臨床家達であると信じていた。臨床家達は、誰に対しても他人を責める傾向がある。すなわち、社会、メディア、彼ら以外の誰でも。彼らは、これが自分達の仕事であるからという単純な理由で、自分達は彼らの患者にスティグマを与える態度をとっていないと考えている。しかし、実際には彼らは常に患者にスティグマを与えている。（ある者は私たちの用語がスティグマを与えていると言うであろう。もっとも、私は、「患者」を「クライエント」のように言葉を変える趣味はない。最初に態度を変えないのであれば。）

レスは、臨床家達は最初から患者らにスティグマを背負わせるようなことをしていると言った。つまり、彼らはある「別の人」として患者らを扱い、患者らを知らない時に彼らを知っているふりをする。そして、患者らがその内科の医師のところへ診察に行くと、彼は患者らの身体に相応しく手を乗せる。彼は、患者らを身体によって知るようになる。メンタルヘルスの臨床家らは、患者には触れない――したがって、身体的にも心理的にも距離がある。どのように彼（患者）らは彼らの前にいるこの人（メンタルヘルスの臨床家）を知るようになることが出来るのか？

最初から直ぐに、私たちは患者に「アットホームな感覚」を与える必要があることをヘイヴンズは強調した。スティグマを終わらせるのは、患者が臨床家の家や彼の診察室でくつろいでいる（アットホームな）ことに始まる。

私たちは次に、精神科の仕事においては医学的な仕事の主要な前提が欠けていることを理解しなくてはならない。患者が内科医のところへ行く時に、彼（患者）は「協力的であり信頼できる」と当然のように思われている。彼がメンタルヘルスの臨床家を訪れる時は、「自明のこととして」彼は協力的でもないし、信頼できないと思われる。すなわち、彼の他人との関係には何かが逸脱している。彼は、臨床家たちや彼らの診断の数々をもしかすると怖がるかもしれない。理由が何であれ、精神科の患者は両価的である。つまり、彼は助けを求めているが、その過程において容易には協力することが出来ない。

このため、個人の解放の尽力において何らかの心理療法的な仕事が始まる前に、ある人の人生を支える嘘がとても大切に保たれているので、患者が十分に治療者を信用することが出来る迄はそれを諦めさせられないことをヘイヴンズは理解した。心理療法の最初の主要な目標は、患者が自分のとても深刻な思考、怖れ、そして望みを表明して話し合うことが出来る「安全な場所」(彼の著書のうちの一つの表題)を作り上げることである。安全な場所を作ることは、信じ難いほど困難な仕事である。事実、ヘイヴンズのアプローチにおいては、心理療法のほとんど全ての仕事はそのように安全な場所を作ることに通じていると言っても良いかもしれない。患者に何をすべきかを教え、何が正しい答えであるかを考え出すことは、治療者の仕事ではない。やがて、患者は、すっかり騙されて、自分を騙して、はっきりと間違った答えが何であるのかが明らかになった後には、正しい答えを見つけるであろう。

……………………………………………

共感の目的は、苦痛に満ちた真実を発見し始めるのに十分安全なこと

……………………………………………

安全な場所を作る仕事は、その間じゅう簡単に患者により多くの症状が出現し、場合によっては精神科への入院や自殺による死につながりさえする、危険で苦痛を伴う仕事であると十分わかっていながら、人生を支える嘘を取り去る仕事が可能な限り安全に苦痛なくなされる環境

を作る仕事である。

安全な場所を作ることは、何はさておき最終的には共感を含んだ。治療者の仕事は、患者を理解することと、患者が治療者を理解することを助けることであった。その結果、しばらくして治療者も患者もなくなり、人間の問題に共に戦っている二人の人間が存在するのだった。これが、実存主義的心理療法である。つまり、臨床家‐患者の一組から、人間‐人間の一組への変化である。

最終的には、治療の終わり迄に、両者―治療者と患者―が変わるであろう。強調させて欲しい。共感についての通常のポストモダニズム的な解釈とは対照的に、共感の目的は、共感そのものではなく、苦痛に満ちた真実を発見し始めるのに十分安全なことであると。ヘイヴンズは、それは客観の方向へ出会って動く二つの主観のようであると言った。

ヘイヴンズがこの過程で使った動作共感のようなある特定の技術について、私は議論した。ここに、彼がこの共感の過程全体によって意図したことの特色を与える彼の著作からの幾つかの解説がある。つまり、「医師の仕業であるだけだとしても、あらゆる治療はある程度はその医師自身の治療である」そして、「私たちは、自分達の経験を共有する十分に自分達のような、そして別の見方を持つ十分に自分達とは違った誰かを必要とする」

共感は第一歩であり、事実多くの一歩や飛躍的な進歩がある。しかし、それは目的地ではない。自由が目標である。そこへ到達するために、人（治療者）は共感することを止めなければならない。共感は人に患者を理解させるし、患者に例の働きを始めさせるようにする。まさにその時、その働きは生じざるを得ない。それが、ヘイヴンズが異なる見方を持つことによって意図したことである。共感は患者に賛成していることを意味しない。というのは、それは患者があなたの意見の相違を聞くことが出来るように、十分に同意することを意味する。ここに私たちはセムラッドの影響をみる――彼の心理療法の決まり文句、患者が認め、耐え、自身の感情に見解を持つ助けをすること。

　精神科の研修であなたたちが学ばなければならない重要な事の一つは受話器を置くことである、とヘイヴンズはよく言っていた。あなたの患者の受話器を置きなさい。いつも応答することがあってはいけない。限界を設けなさい。話を止めて、彼らに話を止めさせなさい。共感はた易く出来ることではない。あなたはやはり押し返さなくてはいけないし、それは患者の信頼を得た後でしか出来ない。

　もう一つの鍵となるヘイヴンズの思想は、全てのものは事実だと証明されるまでは虚構であるという概念である。ヘイヴンズは、彼の考え、とりわけサリヴァンの思い込みに対抗するアプローチがいかに率直ではないという印象を与えてしまうかという事と格闘した。結局、治療者はある統合失調症患者のＦＢＩについての被害妄想には本当には同意しない。しかし、ヘイヴンズは技術的な問題としてその患者に同意しようとするであろうし、彼は少なくともあからさまな不賛成はどのような場合も避けるであろう。もしあなた方がいかなる状況でも真実を言うことが道徳的であると信じているなら、心理療法におけるヘイヴンズのアプローチは不道徳になる。ヘイヴンズはこの問題に気付いていたし、あなた方の理論を軽く持つという彼の別の考えで何とかそれを上手く扱った。人はどんなものも絶対に明確に知るということはないし、人がそれを本当にありそうもないと考える時でさえ、最も奇異な考え方に同意することは技術的に不誠実なことではない。

かつて一人の医学生が、こんなに多くの精神病患者が彼らに神の声が聞こえると言うのは何故か、とヘイヴンズにたずねた。

ヘイヴンズは少し間を置いて、その学生のところへ近寄って彼の眼を見て厳かに言った。

「あなたは神が現に誰にでも話しかけるだろうとは考えませんか？」

いかなる質問もすることなく精神科的な面接や心理療法のセッションを実施することを想像してほしい。これが、レス・ヘイヴンズがしようと探し求めたことである。意見を言いなさい。そして、質問はしない。それが、彼の理想だった。

ひとたびあなたが試みれば、それは信じられないほど素晴らしい。人は、誰か他の人との会話の全く新しい方法を発展させるようになる。（私はこのテクニックを独身者のデートの時にも勧める。）私たちの多くは、あたかも人生が質問と答えのセッションのように互いに話しかける。これは、医学臨床の伝統において特にそのようになる。若い心理療法家たちが「解決策」が何であるのか分からないためにしばしば神経質になっているのを、私は見かける。すると、私は解決策の問題が決して生じないように、ヘイヴンズの質問を避ける方法を教えることで彼らを安心させようとする。

私たちは質問によって真実に近づくことは出来ない、とヘイヴンズは信じていた。そして、治療者達はいずれにしても与えるべき解決策を持っていないのである。あなたが質問をするとき、あなたは直ちに患者を防衛的にする。彼は自分自身に問いかける。正しい答えは何だろう？　彼は私に何と言ってほしいのか？　私は彼の聞きたい事を言うべきか？　質問をすることは、軍事戦略における正面攻撃のようなものである。すなわち、使われることはまれであり圧倒的な力のある時のみとされるべきである。意見を言うことは、戦いにおける側面行動のようなものである。つまり、入り込む場所を見つけることが出来るか否かを見極めようとして、最初にあなたは右側を試し、次にあなたは左側を試す。

ヘイヴンズが「鳴らし」と呼んだこのアプローチは、彼が「打診」になぞらえたものである。これは、身体を診察するために使われる医学的な方法である（今ではレントゲンや他の画像検査が一般的になり、あまり使われなくなっている）。医師は、自分の指を患者の腹部、胸部、背中の上で軽く叩きその臓器があると考えられる場所を知り（鈍い音がする）、そして臓器が無いと考えられる場所を知る（空の音がする）。医師は、患者に彼の肝臓が大きいか、あるいは彼の肺が胸水で一杯になっているかをたずねない。というのは、患者は、身体的に状態を知らせる音を出す。

同じように、私たちは患者達に起こっていることを聞くのを止めて、心理的に状況を鳴らし出し始めるようにすべきだとヘイヴンズは考えた。この方法は、自殺思考を評価する方法によって実証できる。普通に質問する方法は、医師が知りたいと思っている事を患者が気づくことで容易に歪められ、患者らは自殺を回避したいかしたくないか（自由意思によらない入院を含めて）をどのように答えるかによってそれぞれの結果が有ることを知っているほど、（患者らは）一般的に十分に賢いという事実がある。そのように、単純な方法はたずねることである。すなわち、「あなたは自分を傷つけたいという考えがありますか?」あるいは、「生きていたくないという考えはありますか?」これらの単純な質問に、患者らは何を言うべきかを知っており、それは彼らが言ったことから彼らが何を得たいかによるのである。これは、ゲティスバークの団結鋼の真ん中へ直進したピケットの突撃（南北戦争中の出来事で、南軍の敗北を決定づけた。一八六三年七月三日）と精神医学的に等価である。もし敵が抵抗しようとするなら、成功するのは困難である。

ここに解説をする鳴らしのアプローチがある。私の面接者としての考えをイタリックで載せた（これらは私の考えであり、ヘイヴンズのものではない）。

私は、この患者がかなりの自殺念慮を持っていると思う。しかし、それらがどの程度重篤かは分からないし、彼女が私に（それを）告げることに気が進まないのは分かっている。部分的には彼女が病院で命を終えたくないと考えているから。私は、彼女の自殺の危険性を低く見積もることによって始めようと決心する。彼女は窓の外を見ているので、私は患者ではなく床を見ている。そして、出来るだけ私が怖くみえないように望んでいる。私は、はっきりしない空気を強調しようと口ごもって自分の話を中断する。「私は思う、ええ、あなたは決して、あのー、どんな考えも持っていない、うーん、生きていたくないと」（「私は思う」や「私は想像する」という言葉はヘイヴンズの話の不可欠な要素だった。）

患者は、まっすぐに私の顔を見る。「そうね、あなたは私が自殺を決してしないとは言えない」

さて、私は彼女が何かを認めることに心を開いていることを理解している。しかし、私は依然として軽い関わりのままでいる必要がある。私は、彼女を少し見て視線を床に戻した。「そう、私たちは皆この種の考えを時々持つと思う。しかし、たぶん最近、それはあなたには無かった」

さて、彼女は表明しなくてはならない。それが最近あったとしても、無かったとしても。彼女は再び視線を外す。「私には分からない、そして言うのは難しい」

彼女は気楽にするつもりはない。「そうだね、最近あったかもしれないと思う。そしてあなたは覚えていないかもしれないし、たぶんそれを私に言うのを恐れるのでしょう」

彼女は、今私が見ている場所の床を見ている。「そう、たぶん」

私はそれをＹＥＳと理解し、彼女には最近の自殺念慮があるし、それは私がいま彼女から取り出そうとするものの全てだと結論する。私は、彼女が直ちに深刻な考えを持っていないことを今確かめたい。さて、私は彼女の顔を真っ直ぐに見る。「私が分かっている限り、あなたは今直ぐに自殺したいと思っているかもしれない！」それは冗談かもしれないし、彼女がもしＹＥＳと言っても私は直ちに彼女を病院に入れるためにセキュリティを呼ぶつもりであって私はさほど深刻ではないという印象を与えるために、私は微笑む。

彼女は笑う。「冗談を言っているの、先生？　もし私がそうならば、いずれにしてもあなたには言わないわ」

私は笑う。「それは分かっているよ。そしてもしあなたがそうなら、いずれにしても私はただ推測するだけで、必要なことをするよ」

このコミュニケーションのいかに多くの部分が非言語的であるかに注目してほしい。

ヘイヴンズの両価性、彼の同時に頭の中に対立する理論を持つという信念は、私が考えるには彼の心理療法的な方法以外のところで最もよく表現されているし、精神疾患の特質に関する彼の概念的な仕事の中で最良のものがみられる。彼の古典的な著作は、一九七三年の心への接近で、私の見解では現代における精神医学に関する最もすぐれた単一の本である。

私は、レストン・ヘイヴンズに深い畏敬の念を抱いている。すなわち、ほとんどの人は彼について知らないし、彼を知っている人は彼を誤解している。彼には最悪の結果であったようだ。つまり、知られていないか、歪めて伝えられているかのどちらかであった。私自身の解釈は間違っているかもしれないが、このようになる。私はこれらの考えを彼に直接に表明したと言えるし、彼は私に同意した。もっとも、私が言ったように、レスが何かについて十分にあなたに同意したか否かを知ることは常に難しかった。

ヘイヴンズは、ケンブリッジ病院で約三十年間教えた。ほとんどは精神科研修の指導教官として。誇張なしに、何百人もの精神科医たちが三年間あるいはそれ以上の間の多くの機会に彼と直接に交流した。彼らは、個人やグループで多くの症例を議論しながら何時間も指導を受けていた。彼らは、彼が症例カンファレンスや講義をするのを何度も何度も聴いていた。そして、ほとんど彼らの内の誰もヘイヴンズが精神医学のキャリアを始めた頃、つまり一九五〇年代の彼の最初の精神医学の著作が生物学的な治療、つまりアンフェタミンと電気けいれん療法を利用しなければならなかったことを知らないのを、私は確かだと思う。彼はかつて私にこの事実を、あたかもそれが私たちだけの秘密のように大変楽しく語った。彼は、多くの学生たちを大目に見るであろう。彼は自分の生物学的な素性を隠さなかったし、それらを決して強調もしなかった。

私は二〇〇〇年代の初めにケンブリッジ病院で「名ばかりの」生物学的精神科医であったため、彼と私はこの事柄については繋がりがあった。私はそこ（ケンブリッジ病院）では教育を受けたことはなく、代わりにほとんどの私の教育は生物学志向の強いマサチューセッツ総合病院（ＭＧＨ）の精神科部門と、研究志向の強いマクリーン病院（ケンブリッジのように全てハーバード大学医学部の関連施設）であった。それとは対照的に、ケンブリッジは「馴れ馴れしい」心理学志向のハーバード・プログラムであった。そして、病院は一九六〇年代に創設された小さな共同体施設で、常に強く社会奉仕に携わるものであり、社会主義志向でさえあった。患者には治療に対しての支払いは無かった。というのは、ケンブリッジ市が支払った。そして、貧乏人も雑然とした集団も歓迎された。彼らはセムラッドのもとでたいそうの共感的な傾聴をされ、薬はほとんど無かった。どんな研究もほとんどなされていなかった。

その中心では、全員がこの陽気で急進的な左翼的ハーバード精神医学の要塞の英雄ヘイヴンズに従った。

私は、ヴァージニアからの訪問医学生の時にケンブリッジとヘイヴンズを知ることになった。私はこれ迄に、患者の面接をこれほど賢くそして人間味溢れる態度でする人を見たことがなかった。彼のカリスマは際立っていた。私が研修先の候補として三大ハーバード研修施設の中で決心しようとした時、私はひどく苦しんだ。マサチューセッツ総合病院は、私の価値観にとってはあまりにひたむきで単純すぎるように見えた。そして、マクリーンは内容が広範で充実していて、私が精神医学に対する全ての異なる側面に曝されることを約束した。しかし、当時特別な知恵の見込みをもって、ヘイヴンズを意味したケンブリッジがあった。私の知性はマクリーンへ行くように命じたが、私の本心はケンブリッジと言った。

私はヘイヴンズと面談した。私が最も良く覚えているのはあの慈悲深い心配顔で、それは私の人生を変えうる時間だった。「君は、研究について学びたい」と彼は話の最後に言った。「君は、マクリーンへ行くべきだ。私たちは、ここでは何の研究もしていない」それによって、彼は私に対する決断をした。私はマクリーンへ行き、後にマサチューセッツ総合病院へ、そして後になお私が精神薬理学の一研究者として自分を確立し始めた時に職業的な理由でマサチューセッツ総合病院の教職を離れる決断をした際に、ケンブリッジへの私の初恋のことを思い出した。私はレスに電話をして、再び面談した。この時は教員の身分で、病院の指導者たちはケンブリッジで精神薬理学の研究を始める仕事を私に依頼してきていた。私は五年間に出来ることをした。しかし、私の見解によれば、これらの年月の最も良い結果はレスからの毎週の指導であり、それは私の仕事のほとんど何もかも全てについてであった。彼は、とりわけ私が最初の本 *The Concepts of Psychiatry*（邦訳：現代精神医学原論）を書いた時に私を励まし助けてくれた。

つまり、レスがそのような思想の怪しげな施設において、名ばかりの生物学志向の精神薬理学者としての私を援助してくれたということである。そして、その理由はレスが彼自身生物学志向の精神薬理学者であったということだ。そして、彼はなお精神医学における生物学と精神薬理学に、彼の学生たちや弟子たちの大部分よりもはるかに価値を置いていた。

この事実は、私がハーバードの教職員組合においてポール・ローゼン（次章参照）によって組織された月例の精神医学の歴史グループにデイヴィッド・ヒーリーを招待したある夜に、私にとって明らかになった。いつもの出席者であったレスは、二四人ほどの他の人達と共にヒーリーが精神薬理学の歴史についての彼の考えを発表するのを聴いた。どれだけの数の過去の抗精神病薬が実際には有害で神経毒性があったか、抗うつ薬の数々がどのように自殺を引き起こすか、製薬業界がどのように医師仲間達に影響して投薬の利益を過大評価させてきたかについて。私は、ヘイヴンズの良き友人であったローゼンがこれらの事柄のほとんどについてヒーリーに賛成しているのを知っていた。そして、それらの点のかなりの部分に私も賛成した。しかし、大部分が好意的な聴衆の中で、皆の驚いたことに、レス・ヘイヴンズは徐々に顔が赤くなってゆき、講演の最後までにはこの気立ての良い穏やかな振る舞いの紳士が怒り出した。彼は、立ち上がって声を上げた。「これは全く間違いだ」、彼は叫んだ。「どのようにしてあなたはそんなことが言えるのか!?」私はどんな特定の批判も思い出せないが、レスはヒーリーが誤って投薬の価値を低くみているという見解に概して批判的であったことは確かに思い出す。

私はレスをその会に運転して連れて行き、そして彼は立ち上がってその場を去った。私も立ち上がり、彼と共にその場を去った。彼の家に帰る途中、彼はなお腹を立てていた。彼は何も言わなかった。というのは、彼にはそれ以上何も言う必要が無かった。

レストン・ヘイヴンズの逆説は、自由の逆説であり、彼の患者に対する彼の究極の目標である。反対の考えを一緒に持つということは、彼が自由によって意味したもののようであるほどまでに不変のテーマ（主題）であった。彼は、著作の中で何回も何回もこの考えについて、彼の考えの様々な形を繰り返している。すなわち、「私は、できうる限り自由で素直でなくてはならない」と。別の場所で彼は書いている、「精神の健康には、自由と素直さ―繋がりそして断つ能力、他人と繋がりそして他人から離れて自分を守る能力が必要である」と。彼はこれを栄養と比較した。それは、食べることと食べないことの両方を含む。教条主義に陥るのはいとも簡単である。つまり、ある人達は、心理療法は全て「自分らしさ」についてでなくてはならず、あなた自身になりなさい、あなたの夢を追いなさい、非順応者になりなさい、などと考えている。人生の現実によって壊されるこれらの平準化の始まりの平凡な言葉を繰り返すのは、た易い。

………………………………………………………………………………

精神の健康には、繋がりそして断つ能力、他人と繋がりそして他人から離れて自分を守る能力が必要である

………………………………………………………………………………

心理療法においては、平凡な言葉は行き場がない。

ヘイヴンズは、私たちは夢を見るべきで順応すべきではないが、時々は私たちの夢は不可能であって、私たちは時には順応すべきであることを理解していた。

彼はたずねた、「あなたはどうやって誰かに自由を与えるのか？」自由は与えられるものではない。というのは、それはただ奪い去られるものである。彼は、治療の目標は「支配者になることでも、支配されることでもない」と言った。そしてそのように、「治療は、治すよりも生きることを学ぶことである」と。

この全体の過程は、精神分析の伝統に基づくほとんどの心理療法のように知的ではない。フロイトの弟子たちは、ある手法において真実を捉え、それらの真実を「洞察」の形で患者らに転嫁することが出来ると考えた。実存的な思考になった精神分析家であるヘイヴンズは、知性は脆弱であり、その変化は情緒的ですらなく、確かにより観念的（「霊的」）なものではないと理解していた。そして、彼の心理療法的な変化に対する比喩は彼の生物学的なルーツにさかのぼり、ほとんど身体的であった。つまり、「時が経つとその働きは私にとって益々育ってゆく行動と感情のものであり、言葉や考え—その中に私自身の努力もまた閉じ込められているかもしれないもの—ではなくなってくるように思えた」あるいは、「私は心理療法の成功を二日間で判断する。患者の様子は変わるか？　彼には新しい友達が出来ているか？」

言い換えると、レストン・ヘイヴンズは「患者の内側の人」に近づこうとした。彼は、その人の診断や症状に加えて、あるいはその代りに、その人の実存に近づこうとした。〔傍点訳者〕彼の人間主義的なアプローチに魅かれる人達の間での共通の間違いは、「加えて」という言葉が常に「代わりに」に入れ替えられることである。どちらのアプローチも事前に仮定できない。時々患者は病気を患っているし、もし身体の病気があるなら、ヘイヴンズは私たちには有効な薬があるか、それらはそのような病気に対して投与されるべきかを先ず議論するであろう。それでも、時々人々には身体の病気は無く、生きることの問題がある。そのような場合には、精神医学の仕事は、その人の実存を知るようになることから成り立つ。彼女の症状や、作り上げられた診断のレッテルではなく、彼女は人間としてどんな人なのか。生物学的精神医学の批判者たちは、常に後者のアプローチをとる教条主義者たちである。ぞんざいなＤＳＭ精神医学の安易な実践者たちは、常に前者のアプローチをとる教条主義者たちである。レス・ヘイヴンズは、あなた方に、あなた方の心に同時に両方の考えを持って、時にはある人に対する境遇、時には他の人に対する境遇があることを理解するように求めている。（そして、取捨選択して選ぶのはあなた方臨床家次第ではなく、あなた方の望むような「治療の個別化」であり、科学がどの患者がどちらを必要とするかを教える。）

ヘイヴンズは、彼の医学的な天性にとても忠実であった。彼は、精神科臨床医の仕事を一般内科医の仕事と常に比較して対比していた。――どのようにそれらが似ていて、どのようにそれらが違っているかが、ヘイヴンズにとっては同じように重要であった。ヘイヴンズは精神科の仕事は内科におけるように身体を診察できないという大きく不利な点があることを指摘している、と私は先に述べた。患者の実存を知るようになることは最も似かよった代用である、とヘイヴンズはかつて示唆した。患者の実存は、身体のようなものである。それは、心理療法における何年間もの長い年月の話と並行して、患者が言うことを超える或る方法で、私たちが感じたり触ったり知ることが出来るものである。それは患者の言うことが全てという訳ではなく、さらにまた重要なことは、患者がどんな様子でどのように行動し、どのような態度でどう感じるかである。そして、彼女が大切に考えたり、何かをしたり想像すること、そして彼女が見る幻覚も重要である。

ヘイヴンズは、医師と患者の関係、すなわち治療同盟をいつも強調した。というのは、彼はこの治療関係こそが心理療法における鍵であると確信していたからである。それは、どのように心理療法を行うかについての如何なる特定の理論や考えによらず、患者あるいは医師側の如何なる洞察にもよらず、誰かが言った如何なることにもよらない。最も重要なことは、治療関係そのものであった。しかし、ヘイヴンズは多くの臨床家によって共通して同意されたこの見解を持ち、それをさらに深化させた。そして、その治療関係は、多くの人が考えるようにそれ自体目的ではなく、患者の自由への通過点であり、その自由は、禁止されたり、指図されたり、ましてや定められたりしうるものではない、と彼は考えた。

彼の人生の最後に向かって、ヘイヴンズは自己の概念にますます関心を持つようになった。そして、彼はそれが何を意味するのかを知ろうとした。彼は心理療法の究極の結果を説明しようとしていたように私には思える。この実存は人である。そして、それは自己である。人と自己と実存は、最終的には全て一つのものである。心理療法は、人が自由になってその人自身になることを含んでいる。ニーチェをわかりやすく言い換えると、人はその人自身になる。

ヘイヴンズはかつて、あなたが患者の中の人に到達するという目標にどのように行き着くのかを要約した。彼は五つの側面があると言った。すなわち、最初にあなたは患者と悪戦苦闘する―あなた方はお互いに知り合うようになる時に葛藤する。それから、あなた方はある種の「仲間意識」、仲間である感情を発展させ、家族的な親しさが出来上がる。そしてあなた方はお互いに、メイの出会いの概念のような「ああそうかという経験〔アハ体験ともいう〕」をするまでありのままに一緒に居る。何かが起こり、あなたと患者は二人ともそれ迄に無かった何かを理解する。徐々に会い続け、一緒に居続けるうちに、あなた達は二人とも変わる。患者は新たな患者となり、医師は新たな医師となる。治療において、両者が変わる。これは、今日行われている冴えない心理療法の非常に多くと比較して、ヘイヴンズにとっては極めて重要で素晴らしい。もし臨床家が変わらないなら、その時治療は成功している筈がない。全ての治療は、部分的には治療者の治療である。最終的にヘイヴンズは、臨床家たちは「現実を想像する」必要があると言うマルチン・ブーバー〔イスラエルの宗教哲学者、一八七八－一九六五〕を引用する。彼らは患者自身が言ったり信じたりすることを超えて、「患者の人生のために言葉を発する」必要がある。もし患者が敢えて夢を見ようとしないのであれば、臨床家は彼女のために夢を見なければならない。臨床家は患者を導かなくてはならない。終わりにあたって、お互いに知り合うようになり徐々に一緒に変わってゆく全ての作業の後に、臨床家は、新しい実存つまり患者と臨床家が一緒に想像した実存への道筋を示さなければならない。

心理療法の最後に、もしヘイヴンズの望むように全てが上手くいったなら、患者は解放されて、治療者に指し示された方向で今やついに自由となり、その道筋に沿ってその人の夢が待っている新しい道を行く。心理療法家の仕事は終わった。患者のみが実際にその道を歩める。

人がレストン・ヘイヴンズから受けた教師あるいは治療者としての圧倒的な印象は、その希望と勇気の表現であった。レスは、あなた方が出来ると考えることを、あなた方がすることを、それ以上をするように、他の人が未だしていないことをするように、いつもあなた方を励ましていた。彼は、あなた方の持っていなかった勇気を与えた。彼は常に希望に賛成した。現実主義で加減しても、それでもなお希望であった。「患者たちが私たちに話す多くは、私たちの勇気を試しているに過ぎない」と彼は言った。

彼は、確かに親の天分、つまり実際に極めて母親的に感じる他人の成長を促す感覚を持ち合わせていた。彼は、治療者の仕事を、親が自分たちの子どもに向かってとる態度にとてもよく似た「ただひとりにして時々そっと押す、好奇心をそそる感情の交錯」にしばしばなぞらえた。それは、ある種の静かな信心深さで、なすべき正しいことが何であるかの考えをあなたが持っているところで、しかしあなたがただそれを言えず、それをすることが出来ない。あなたはただ出来る限りに従って、あなたの子ども（あるいは患者）を見守り、望み、そっと押すことしか出来ない。

これはおそらく、彼のお気に入りの詩、リチャード・ウィルバー〔米国の詩人、一九二一－二〇一七〕の「書き手」の背後にあるものだった。そこでは、父親が自分の娘が屋根裏部屋で何かを書いているのを見ていて、鳥が部屋の中で飛び、外に戻ろうとして半開きの窓にぶつかっている。傷ついて激しくぶつかった鳥が開いた窓の隙間から外へ道を見つけようとしている時に、父親と娘は静かに見守りながら祈る。

・・・どのように私たちの天使は
いつ舞い上がったか、突然確かに、
それは椅子の背から飛び上がり、
正しい窓の方になめらかな進路に羽をばたつかせながら

私が信じている範囲で、徐々に始まった認知症が彼の弁舌の能力を奪う前になされたレスの最後の公の講演の中で、彼は自分のキャリアを示しながら、精神医学の五十年の見解についてケンブリッジ病院で話をした。その講演の中で、彼の最後のテーマは、あなたの夢は何か？であった。彼は、その問いを繰り返した。そして、精神医学における私たちの仕事は、患者らがその問いに答えるだけ十分に目覚めることが出来る地点に彼らを連れてゆく事を含む、と彼は言った。

私たちは皆夢を持っていると、メイ・サートン〔米国の詩人、小説家、一九一二－一九九五〕を引用しながらヘイヴンズは言った。誰が未来の自由な見通し無く皿を洗おうとするのか？　そして、やがて私たちは自分の夢を早まって取り消すか、私たちが無邪気に自由に夢を見る唯一の人生の時期である子ども時代にそれらを諦める。子ども時代を過ぎると、他に自由に夢を見る人たちは躁病エピソードの人々だけである。

レスと私は二〇〇五年に躁病について書いたし、人は双極性障害の誰かにおける躁病を強調することが出来るしそうすべきであるとレスが考えていたのは明らかだった。レスは、私がそれを評価するのに何年もかかるということをはっきりと理解していた。つまり、躁病とうつ病には単純に治療して手放すだけでなく、私たちが祝福すべき多くの肯定的な面がある。

精神分析の伝統は、躁病を無視してきていた。あるいは、単にうつ病からの上滑りな飛翔とみなしてきていた。レスは、躁病はそれ自体の基盤において深遠であると考えた。なぜなら、それは夢を持つこと、未来の自由な見通しをもつことの本質的な特徴を例示するからである。そして、それ無しには私たちは決して偉大な物事を達成することは出来ない。私たち普通の人々も躁病のような考えを持つので私たちは躁病に共感すべきである、と彼は言った。

……………………………………………………………………

誰が未来の自由な見通し無く皿を洗おうとするのか？

……………………………………………………………………

彼は、ニューイヤーズ・イブ祝賀会の例を使うのが好きだった。ある意味では、そのような祝賀会は何と馬鹿げている考えだろうか。つまり、次の年の事態が前年の事態より幾らかでも良い理由があるだろうか？　そして、それでも私たちは、毎年新しい年を復活した望みや新しい抱負とともに祝う。オマル・ハイヤーム〔ペルシャの詩人、一〇四八‐一一三一〕は、それぞれの新しい年がどれほどまさに厳粛かを理解していた。

古い欲望を復活する新年、
思慮深い魂は独り退く
枝の上にモーセの白い手が伸びて、
大地からイエスが息を吹き返す

オマル・ハイヤームのルバイヤート　詩四

レスは、彼自身大きな野望を持っていた。彼は、それらを慎み深さの仮面の背後に隠していたが。彼には彼なりの尊大さがあった。「私はヒトラーを殺したかった！」彼はかつて私に情熱的に、そして皮肉ではなく、彼が第二次世界大戦に志願して入隊した理由を説明しながら言った。彼は、ほとんどの人達にとって気取らない印象を与え、ほとんど謙虚すぎる程であった。そして、それは非人間的なまでの努力の実践であり、彼のもっともな野心を制御する試みであったと、私は確信している。読者の皆さんは、私が彼の才能が彼の野望に合っていたと考えることや、自分達がある種の偉大な人の前にいたことを分かっていた彼を知る人達のことを理解できる。

彼の学生達が理解しにくかったことは、まさにその偉大さが何であったかということであり、セムラッドにおいてみられた何らかのことである。

ヘイヴンズの教えの中心となる特徴は、同時に反対の考えを持ってそれを探しさえしようとする意思である、と私は結論した。—それは、彼の自由の概念の試金石である。ヘイヴンズの個人的に親しい友人の一人である精神分析の歴史家ポール・ローゼンが、この考え方を共有するもう一人のガイドであった。ローゼンは最も人気のある考えに直面し、何が良かったことの内で悪かったかを誠実に考えて理解する方法を教えた。私たちは、今や私たちの次のガイドとしての彼に向かう。

第十三章　ポール・ローゼン
過去について正直である

あらゆる知的な仕事にとっての精神分析の重要性を確信した政治学者のポール・ローゼンは、精神分析学の歴史における中心的な年代史家であった。彼が死んだ二〇〇五年迄の数十年間の仕事で、彼は精神医学の歴史を単なる学問的な事柄だけではなく、精神医学の仕事自体を改善する手段とみなした。

一九六〇年代に、若いハーバード大学政治学の大学院生として、ポール・ローゼンは精神分析がどのように政治理論と関係しているのかということに興味を持った。他の人達は、過去にこの繋がりを考えてきた（ネオ・マルクス主義者であるフランクフルト学派の人達のように）。しかし、ローゼンの興味は、フロイトの理論ではなく、むしろ彼が自分の周囲で見た現に生活しているフロイト派の学徒たちによって刺激された。彼の故郷の街ボストンで、ローゼンは中年と老年の強い訛りで流行遅れの衣装をまとったウィーン人とドイツ人のグループに出くわして、彼はこれらの人々から精神分析について学ぶことが出来ると理解した。

ローゼンは、すぐにフロイトに何らかの関係があると彼が見出した精神分析家を探し出して、全員に一人ずつ面談していった。ローゼンは、彼等から彼等の患者達の物語を聞き、その後彼はフロイトと初期のフロイト派の人達の生きている患者達を探し出すことに方向を変えた。

政治学者ローゼンは、口述歴史家ローゼンとなった。彼は、なおかつ精神分析と政治理論を結び付けたかった。しかし、彼は精神分析の理解を単にフロイトの作品を読むことのみを基礎としたくはなかった。彼は、フロイト派の人達自身から学びたかった。

彼の学問は、面談の実施に限定されず、ボストン教育病院での症例カンファレンスへの出席も含まれた。ローゼンは、この活動をマサチューセッツ・メンタルヘルス・センターでの毎週のカンファレンスに出席することから始めた。そして、超一流のハーバードの施設へ進み、そこではエルヴィン・セムラッドが教えていた。セムラッドの首席補佐役の一人で前章の焦点であるレストン・ヘイヴンズは、精神医学と精神分析学の全ての側面について、その後の四十年間を毎週のローゼンとの会話に費やしたのだった。

トロント（そこで彼はヨーク大学の教授として一九七〇年代と一九八〇年代の長い間、自分のキャリアの大半を過ごした）に移動した後でさえ、ローゼンは自分の臨床的な友人達との繋がりを密にしたまま、理論からだけではなく、臨床面から精神分析を理解しようとする試みを決して諦めなかった。

私は、一九九〇年代の終わりにマサチューセッツのケンブリッジでポールに会った。彼は、退職して以来彼の生まれ故郷の都市へ帰っていた。大学での全ての責務から自由になって、彼は読書や執筆や講演などの彼の好きな事へ戻っていた。実際、退職後最初の十年間に、彼は学問的な仕事が最も活発であったその前の二十年間におけるよりも多くの本を出版した。私は、ケンブリッジ病院の精神科の症例検討会で彼に出会った。彼は毎週出席していて、レストン・ヘイヴンズが私たちを紹介した。そして、その出会いの後、ポールは私を定期的な昼食仲間のリストに加えた。

私が二〇〇五年の五月にボストン地区を離れてアトランタに引っ越す時迄に、ポールと私は親密になっていたし、私が感謝祭で戻る時に再び会う計画を立てていた。しかし、それは叶わなかった。二〇〇五年の十一月初めに、ポールは六十七歳で突然死んだ。

その予定が狂った年に、私は彼の著作をもっと読むようになった。おそらく、私自身の悲しみを努力して理解するうちに、次のような結論に達した。すなわち、この尊敬された精神分析の歴史家は、彼自身の人生の物語や、彼のアイデアの抽出物、彼の考え方、私たち臨床家が自らしていることをより良くするように助ける目的でこの複雑な学問である精神医学を理解するためにした彼の並々ならぬ努力の将来の世代への還元は、記録に残す価値があると。

ある意味で、ポール・ローゼンはゴシップとしての歴史研究を実践した。彼の口述歴史は、形式化したゴシップであった。実際、彼の本の一冊は、どのようにフロイトが仕事をしたか―患者の直接の説明―で、一九六〇年代と一九七〇年代に最後に生存していたフロイトの以前の患者とポールの面談に基づいて、どのようにフロイトが正確に精神分析を実施したかの詳細な記述を含んだ。この貴重な歴史的な記録は、その嘘（本来それに値しないもの）を少なくともその創始者の手の中では、ほとんど全ての精神分析的方法の標準的な教えとした。その本の一つの書評は「心理ゴシップ」とタイトルが付けられた。ポールは、うわさ話（ゴシップ）をするのが好きであった。彼のケンブリッジの隣人であるハーバードの教職員の生ごみ処分について考えることも含めて、ほとんど全ての事について。口述歴史家であることは、彼の内的な性質に合致したものだった。

ゴシップを集める過程で、彼は知的な高潔さを備えていた少なくとも二、三の精神分析の定説を覆した。一九六〇年代にローゼンがこの分野に入った時、精神分析はその絶頂にあった。ほとんどの精神科部門の主任は精神分析家だったし、ほとんどの専門医学実習生（レジデント）のプログラムはほぼ独占的に精神分析のレンズを通して精神医学を教えた。そして、ほとんどの米国人精神科医は精神分析を実践した。体制のこの精神分析は、一九六〇年代の米国精神医学の主流の現実で、まさしく正統的な精神分析であった。すなわち、それは、最高の指導者（フロイト）と彼が指名したか受け継いだ継承者たち（アンナ・フロイトとその一派）を持ち、協会（精神分析協会）を有し、数々の（そして費用のかかる）規則を伴っていた。その規則は、神聖な秩序への参加の仕方（精神科専門教育後の非常に長い教育分析）についてであった。そして、それは聖典（フロイトの著作の標準版）を持ち、異端者（ユング派、クライン派、心身医学者など）を抱えていた。精神分析はドグマ（独断論）でいっぱいに詰まっていた。――

ポール・ローゼンはどこから始めるべきか正に選択しなくてはならなかった。

ポールはそれを「アンナ・フロイト主義」と呼んだ。なぜなら、フロイトの娘は精神分析運動において専断的な権力を振るったからである。彼は書いた、「アンナの生涯で、彼女は精神分析の歴史に関する研究に障害を作った。彼女を立腹させるかそうさせるかもしれなかったことは、自由な思想を脅して追い払うには十分であった」

ローゼンは、正統的な定説と矛盾する幾つかの基本的な歴史的事実を確認する仕事に取り組んだ。正統派の精神分析では、精神分析家は彼らの家族を扱うべきではないと教えた。ポールは、フロイトが自分の娘アンナを精神分析したことを立証した。正統的学説は、精神分析家が患者から距離を維持するべきことを教えた。それは、周到に中立で感情的にならず、注意深い治療的「境界線」を維持することであった。ポールは、フロイトが患者の診療行為においてはとても活発で、自由に彼の意見を表現していたことを示した。境界線に関して、フロイトは誰と結婚すべきで誰と離婚すべきかを彼の患者に話し、彼（女）らの幾人かとは食事を共にした。最もひどい境界線の侵害は患者とのセックスである。最初期の著名な精神分析家（カール・ユングやエルンスト・ジョーンズのような）は患者とのこの境界線を自由に横切った（フロイトはあからさまにはしなかった）。正統的学説は、治療においては真実が全く重要であると主張した。そして、ポールは、アンナ・フロイトと他の正統的指導者たちが彼の理想化された見解に矛盾するフロイトの多くの手紙や書き物を組織だって隠したことを示した。鍵となる正統的な定説は、フロイトがほとんど聖人で素晴らしい才能が有り、彼の知恵において実際に間違いを犯さないということであった。ポールは、フロイトに嫌悪されて切り捨てられた異端者達によって予め形作られ、後年精神分析的な実践での多くの鍵となった進歩（逆転移についての、ユングの主張やシャーンドル・フィレンツィの仕事のような）を示した。彼の生徒であるヴィクトール・タウスクとのフロイトの葛藤や、後のタウスクの自殺に結びついた彼のタウスクに対する冷たい態度は、ポールによる重大な発見であった。それは、理想化されたフロイトのイメージを完全に壊すものだった。

しかし、フロイトを取り巻く後光を取り除く一方で、ポールは単なる批判者ではなく、むしろ忠実な対立者のような何かであった。

フロイトは、実際にその人物の神話が今日ではお役所的な身のこなしの義務を演じる国家元首よりも興味深い人物であった。・・・臨床活動をしている分析家が彼らの職業的な身分保護の目的でフロイトの神話を支持するのには驚かない。・・・フロイトは、彼のオリジナリティと非凡な創造性の才能の長所により多くの間違いを免除されうる。しかしながら、彼の追従者と彼の批判者は、私たちの残りの者がそれによって生きようとする、より普通の試練を共有しなければならない。

ポールは、聖人フロイトを殺すことによって人間フロイトを保護したかった。実際、彼は精神分析の独断論を取り除いてその生きた核を蘇生するためにそうした。

ポールは、聖人フロイトを殺すことによって人間フロイトを保護したかった

ローゼンは、近年の精神医学における権力の座から精神分析が無視されることと生物学的精神医学の隆盛に大いに関心を持っていたし、少なからず当惑していた。ポールは精神分析が主導権を持っていた数十年間は正統派の精神分析に批判的であったが、彼は振り子が大きく振れ過ぎて全てのものが生物学的であるという考えもまた精神医学に寄与しないであろうと感じていた。彼は、精神医学を生物学的に展望するのを快く思わない訳ではなかった。すなわち、「私は、少なくとも物事の生物化学的な側面に幾らかの注意を払うことなく比喩的にでさえ狂気について誰も語るべきではないと思う」と。

ポールの批判は、何にも増して教条主義（ドグマチズム）についてであり、その独断論が精神分析や生物学的精神医学のどちらであるかは重要ではなかった。というのは、彼はどちらの教条主義も間違っていることを直感で知っていた。すなわち、「現代精神医学の中心的問題の一つは、異なるイデオロギーの学派がお互いに相手に耳を貸さないことである。そのため、正統派の精神分析家らが薬物の使用に目を向けないで何十年間も患者を治療することが知られてきた。そしてもう一方の極端は、見たところ高力価の錠剤を直ぐに処方する生物学的精神科医たちがいることである」彼は、自分達の敵を長期にわたり除名してどんな異論も許さなかった

「精神分析の最高位の指導者たち」に特に批判的であった。彼は、統合失調症を乏しい母性の問題と長年みなしてきた精神分析の主流の考えに対する一人の批判者には同意した。つまり、「ある病める人の手を握ることは良い行為である。しかし、治療として手を握ることを宣言し続けることは全く別の事である」彼の結論は、「どんな学派の大義の熱狂も一連の新しい狂気を作り易いということ」であった。

彼は、私の双極性障害への臨床的な興味を聞いてよく私に言った。「リチウムは本当に有効なのか？」、「なぜ最近、誰もが双極性障害と診断されているのか？」彼は、抗うつ薬や他の薬と同様にリチウムのような薬の何らかの利益の証拠を喜んで受け入れた。そして、ある患者たちは双極性障害や統合失調症のような精神疾患を患うという現実を厭わず受け入れた。しかし、精神科医達はそのような障害の治療や診断において度が過ぎている、と彼は考えた。

双極スペクトラムの概念に関する幾らかの議論と私の仕事に耳を傾けた後、ポールは懐疑的に探る質問をした。「神経症性うつ病には一体何が起こったのか？」彼は、二〇〇三年の電子メールのやり取りで私にたずねた。「フロイトは神経症の概念から始めた。そして、それから直ぐに使われた自己愛神経症の考えが彼の帝国に広がり、精神病は質的に違う何かであるというユングの反論に直面した・・・。今や米国人は無邪気にも他方の極端にあるものから始めており、中心的な概念としての精神病から仕事をして、それを拡大していわゆる双極Ⅱ型のように幽霊のような疾患概念を含めている」彼は、神経症を諦めることで何か重要なものが失われてきたと感じていた。というのは、そのような多くの患者は、彼らが実生活のストレス因子や子ども時代の経験や生活上の他の問題などを反映して、内因性の脳を基礎とする疾患の実体ではない神経症的な症状（不安とうつの混在した中身）が実際にある時に、今や生物学的な精神疾患を患っているとみなされる。彼は、同じ電子メールのやり取りで私に書いた。「反応性うつ病は生き残る価値のある概念であり、私はそれ（反応性うつ病）は人が愛情をこめて世話をする人々を理解することと同様にその人の生活上の助けであると考える。ウィリアム・ジェームズ〔米国のプラグマティズムで知られる心理学・哲学者、一八四二－一九一〇〕はそれを理解したであろう。私には自信がある」

彼はまた、ＤＳＭを疾病分類学の最も重要なものとした人達にも懐疑的だった。

　フロイトはシラーか誰かの一節をよく引用したものだ。ある状況下で気が狂わない人は、狂う心を持っていないという趣旨の。あなたのＤＳＭパイプにそれを詰めてふかして欲しい。―私は、ＤＳＭが言ったり言わなかったりする事は如何なることも知的な妥当性がないと思っているのではない・・・。ＤＳＭには、どんな保険の必要が求められているかの問題―期間である。私の意見では、それは「科学」とは関係ないもので、確かに精神の実体ではない。

後に、彼は二〇〇五年九月に私への最後の電子メールで書いた。

私があなたと見解が一致しない一つの点は、私がDSMのことを独断論と考えていることである。その好ましくない影響は、私が最初に研究を始めた時にフロイト派の人達が四十年前にしていた最悪のことと似通っている。遺伝と分類の強調は、私たちを一九〇〇年に自分達がいたところへ引き戻す。保険会社の支払いの目的のために、小数点第二位に人々を換算する〔DSMでは疾病を小数点第二位までの記号で分類している〕考えは、私には新しい形の愚行に思える・・・。多元論は素晴らしいし、何年もの間、診断は無視されてきた。しかし、機械論的推論の科学的な形のこの具体化は、恐ろしいほどの被害をもたらしている。

正統派の精神分析に対するポールのあらゆる批判によって、彼は精神医学が間違った道を歩んでいると感じた。生物学的な教条主義は、その先駆者である精神分析の双子の災いとなった。そして、精神分析的なアプローチの場の喪失は、患者が臨床家へ持ち込む病気よりもむしろ生活上の多くの問題を扱う精神科医の能力を低下させるであろう。彼の見通しでは、精神分析的な武勇へ戻ることが解決ではなかった。彼は、アドルフ・マイヤー〔元米国精神医学会々長、一八六六－一九五〇〕によって提唱されてきたものの線に沿うある種の共益、精神分析的な知恵を伴った生物学的な見立ての折衷主義的共存に、最も魅かれたようだった。彼は二〇〇三年に私に書いた、「反応性タイプについてのマイヤーの理解は、少なくとも思いやりのある前提で始まり、その含みとして病理として特徴づけることには反対の立場である」

今日私たちは、精神医学についてポール・ローゼンから何を学ぶことが出来るだろうか？独断論としての精神分析は、拒否されるべきである。思想家としてのフロイトは、喜んで受け入れられる。独断論としての生物学は、拒否されるべきである。慎重に用いられる投薬は、受け入れられる。全ての症状に診断がつく訳ではない。全ての診断が多様な症状を呈する訳ではない。神経症の概念は、復活すべきである。つまり、それは心理的な症状を持っているが精神疾患ではない大勢について、多くのことを私たちに教える。

精神医学は、その歴史と切り離して理解することは出来ない。そして、その歴史は、学者の仕事ではなく、聖人列伝のものでもなく、むしろ歴史（研究）に関する技術や修練と結びついた臨床的な知識と、そして何よりも知的な誠実さ―自分の立場や数々の願望をも否定する勇気―を必要とする何かである。ポールは、私が逢った中で、これらの資質を併せ持った数少ない知識人の一人である。

私が哲学者カール・ヤスパースに部分的に基づいて精神医学を理解しようとして書いた一冊の本を彼に渡した後、二〇〇五年の秋にポールが逝去する約五週間前に書かれた電子メールの中で、彼は最後のメッセージを残した。再びＤＳＭ診断システムを批判しながら、「フロイトはアメリカ文化をあらゆる種類の理由から軽蔑した。しかし、彼はプラグマティズムの悪影響に関しては何かに気付いていた。残念ながらひどい攻撃に曝されるのを聞くことになる。私は、ヤスパースが今起こっていることを軽蔑するということを神に望みたい・・・。若い医師たちが今この分野に足を踏み入れるのに気が進まない十分な理由がある」

その警鐘とともに、ポール・ローゼンは彼の友達が望んだよりもずっと早く私たちを残してこの世を去った。ドイツ人哲学者カール・ヤスパースが最後のガイドとして待っている。

第十四章　カール・ヤスパース

哲学的信仰を保つ

カール・ヤスパースは、精神科医であり哲学者だった。彼は、古典的な一九一三年の教科書、精神病理学原論によって精神科医の間ではとても良く知られている。その著書の中で、彼は精神医学にとっての共感の概念を紹介し、それは実存的な精神医学と心理学の設立の教科書となった。彼は、哲学者達の間では彼の友人であり後の好敵手マルティン・ハイデガーとともに実存主義とよばれ、当時新しかった哲学において創設の哲学者としてとても良く知られている。精神医学のガイド達、とりわけ実存主義的なアプローチを議論するには、この分野で最初であり最も深遠な思想家を学ぶことを抜きにしては出来ない。

過去の精神医学的な著作においては議論されてこなかった角度から、私はそうしよう。すなわち、科学と信仰に関するヤスパースである。これらの考えは、最近亡くなった哲学者でヤスパースの弟子の一人で私に多くを教えたレオナルド・エーリッヒに大いに影響を受けた。

信仰は人生における意味を探すことであり、その意味の探求は死の自覚に始まる。人が意識的な人間に成る時、人生は終わることが定められているなら、この人生の意味は何だろうと人は思う。もし私たちが必ず死ぬのなら、私たちはなぜ注意深く生きなければならないのか？　いずれにしても死は何なのか？　五歳の子どもたちは、意識してこれらの質問を出来る。五歳の頃からそれについてあまり考えてこなかった中年の大人たちは、答えを逃れるのにもがいている。そして、最も高齢の大人たちは、もう一度それらを問いかける。

しかし、人生の意味の問いは死の自覚のみによるのではなく、倦怠によっても生じる。若い大人の時期、前途に人生の長い展望が横たわり死は抽象的な未来の出来事である時、人は人生の意味は何だろうと思う。多くの事は何も起こっていない様であり、人々はあちこち動き回り、仕事に行ったり、買い物をしたり、使い走りをしたり、そのような事を気にするのは何故かと？

ヤスパースは重症の慢性肺疾患（肺線維症）を患っていたので、これらの問題と格闘していた。というのは、青年期に、彼はおよそ三十年の余命を宣告されていた。彼は、八十歳代まで生きたけれども、思うように体を動かすことが出来なかった。例えば、彼はめったに旅行をしなかった。なぜなら、単純な身体的な努力が彼を無力にしたのであった。彼はまた、中年期にナチズムの暗い経験に耐えた。彼が個人的で政治的な思慮が哲学から切り離せないと考えたのは、不思議ではない。

ヤスパースは、正式に医学の教育を受け、哲学の教育は受けなかった。予想通り、彼は、大学の哲学者達から同じ立場ではない彼に対して数々の敵対を経験した。ヤスパースは、一方で、反対の結論を導き出した。すなわち、もし彼が哲学者ではないなら、人は哲学者、本物の哲学者には成り得ないかもしれない。その意味は、もし彼が哲学だけではなく科学も正式に教育を受けていないのでなければ・・・。なぜ科学か？　ここには教育の理論的根拠以上のものがある。

知恵の世界においてその鍵となる区別は、ヤスパースによれば知識と信仰の間、科学と哲学の間にある。その同様な言葉遣いは同義語より多い。すなわち、知識は科学と同じものであり、信仰は哲学と同じである。哲学的信仰はある意味で反復であり、科学的な知識と言っているようなものである。科学的ではない知識は何か？　ヤスパースは、それは何物でもないと言うであろう。非哲学的な信仰は何か？　信仰のない哲学は何か？　ヤスパースは、それは何物でもないと言うであろう。

そのように、ここで私たちは理解する。すなわち、科学が哲学に導き、哲学が信仰と同じである。これが何を意味するかを考えてみよう。私たちは、私たち自身や私たちを取り巻く世界を理解することを求めて私たちの探索を始めるので、科学は哲学へと導く。そして、知識を得ようとする。どのように？　私たちが見て、観察して、匂って、味わって、触れる科学を通して。そして、私たちの科学的な実験を通して、私たちは感覚を広げて純化する。すなわち、聴診器、顕微鏡、望遠鏡を使って、数々の仮説や検査、統計、そして確率を測定して。科学は知識であり、最も良い知識である。そしてさらに、それ自体が本質的に知識である。

しかし、科学は実証主義ではない。それは疑問の余地が無いものではなく、完全な確かさを作る数々の事実の絶対的な知識ではない。手短に言うと、科学はヤスパースの戦争（第一次世界大戦）前のヴィクトリア朝（一八三七－一九〇一）の同時代の人々のほとんどが考えたことでも、ほとんどのポストモダニズムの批評家たちが推測するものでもない。

科学には限界がある。そしてこれは、今や些細なことである。しかし、ヤスパースはこの明らかな弱さがどのようにその強さの秘密であるのかを理解していた。「科学の真髄は、その不完全さにある。しかしながらその中に、いかなる—単なるみせかけの—完全よりも素晴らしい断片の数々がある」科学には限界がある。なぜなら、私たちはそこまでしか遠くを見えないし、私たちはそのようにしかうまく味わえないし、その程度にしか触れられない。しかし、自分達の限界を知っている時、私たちははっきりと十分に見て、味わって、触るのである。科学には限界がある。なぜなら、それは確率論的であり、完全ではないから。誤差を無視するよりも、測定のために統計学を必要とするから。それは、常に真実と過誤の混合物であるから。実際、それは真実を誤差の補正としてみるのである。

限界があることは問題ではない。それは解決である。全ての偉大さはそのものの限界の認識から来る、とゲーテは書いた。ヤスパースは、精神医学の彼の偉大な研究、精神病理学原論の中でこの叡知を十分に理解していた。そこで彼は、異なる方法が異なる結果を生じ、それぞれの方法がそれ自体の強さや見通し—そして限界を持っていることを発見した。これは、精神医学の限界ではない。これは、適切に理解された、まさしく科学の性質である。さもなければ、科学は宗教すなわち絶対的な信念体系になる。実際、科学を実践するためにはある哲学的な気づきを必要とする。つまり、「哲学的に探究することは、境界の設定を通して科学にとって有益な精神的な態度をもたらす・・・。精神病理学者は哲学に関心を持たなければならず、それはそのことが彼の分野に関する何らかの明白なものを彼に教えるかもしれないからではなく、それが知識の可能性に対する精神的な空間の曇りを取るからである」

このどれも、科学が単なる見解であり、文学や宗教のような他の分野よりも優れた知識ではないことを意味しない。ヤスパースはハイデガーではなかった。というのは、彼は反科学ではなかった。ミシェル・フーコーとパリのポストモダニストたちの一群が熱心にハイデガーを称賛し、しかしヤスパースを避けたのには理由がある。ニーチェを評価し、古い合理主義的な多くの必然性が私たちの背後にあることを理解しても、ヤスパースはポストモダニストではない。彼はそれには賢明過ぎる。ヤスパースは、この「知的日和見主義」を通して、それが「全ての方法において熟知され、しかし厳密に何物にも追随していない」ことを理解している。ヤスパースは、かつての友人であったハイデガーがこの道を下りてゆくのを見て（そして、過去半世紀の西洋世界の多くを背負って）、この安易な反科学の態度に対する非難をこれ以上声高に主張することはほとんど出来なかった。

私たちは叫び声を聞いた。すなわち、科学が信仰を壊す…。これらの批評家たちは、現代科学で先方へ光を放つ不朽の真理に疑問を呈している。彼らは、科学的な態度なしには今日もはや可能ではない人間の尊厳を否定している。彼らは、哲学的な啓蒙を攻撃する…。彼らは、自由主義に背を向け…。彼らは、心無い無関心として寛容を攻撃する…。端的に言えば、彼らは、…哲学的な自殺を擁護している。

ヤスパースは、科学をそれが通用する限り真実として受け入れている。そのことは確かである。確率論的な知識は相対主義ではない。というのは、私たちは九九・九九パーセントの確かさで何かを知ることが出来る。そしてこのことは、一つの見解がもう一つと同じように良いとか、知識が単に才能の反映であるとか、金銭が全てのものの基本であるとかを意味しない。ある科学的な考えはそれほど確かではなく、他のものは極めて曖昧である。しかし、時間とともに、科学はある確かな真実に対しては益々確かになり、誤りについては益々確かではなくなる傾向がある。時を経て、科学は真実に近づく。にもかかわらず、どの時点でも不確実性の余地はあり、時を経ても不確かなままのものがある。

これらの全ての限界にもかかわらず、私たちに本当の知識を与えてくれる科学の力を私たちは受け入れなければならない。このことは、極めて私たちを解放する。もし人生が謎と悲劇に満ちているなら、今日の謎や悲劇の数が有難いことにヤスパースの時代よりもずっと少ないことは重要である。医師ルイス・トーマスは、彼自身の医学の経歴において、雄弁にも一九三〇年代の抗生物質の前の時代から一九五〇年代の抗生物質の後の時代への医学の進歩を記述している。一九三五年には少年が指を切って蜂窩織炎（皮膚の感染）で死ぬこともあったが、一九五五年には少年はペニシリンで簡単に治癒することが出来た。一九二〇年代には子どもたちや未来の大統領たちがごく普通にポリオで死んでいたのが、一九五〇年代にはこの病気は防げるようになった。喘息に対するステロイドのような現代の治療が無ければ、この本の著者は生きてそれを書いていないかもしれない。科学を軽んじるそれらのポストモダニストたちは、もし彼らが論理的に一貫していようとするならば、抗生物質の服用を止めるべきだし、幼少期のワクチンも控えるべきである。しかし、彼らは論理的であるよりも生物学的に一貫している。つまり、彼らは生きるために科学を必要としている。しかしそれなのに、彼らはあたかも科学が重要ではないかのように生活している。

そのように、ヤスパースは科学が私たちをとりなす限り科学を受け入れる。そして、科学は私たちをとても遠くへ連れていった。それにもかかわらず、その偉大な成功があっても科学には間違いがあったし、今でもある。そして、それは最高の環境にあってもなお限界がある。私たちが存在の謎に取り残されるのもここであり、哲学が介入するのもここである。それは、信仰を持っているヤスパースの見解においても同じことである。これは、哲学的に思索することは死に方を学ぶことであるというプラトンの有名な言葉に彼が意見を述べる時に言おうとしていることである。そして、もしこれがそうなら、とヤスパースは言う。つまり、「生き方を学ぶことと死に方を学ぶことは一つであり同じことなのだ」と。

科学を軽んじるポストモダニストたちは、もし彼らが論理的に一貫していようとするならば、抗生物質の服用を止めるべきである

科学の過ちは何であろう？　ポストモダニズムの病気によって生じ、それにつながる二つの大きな過ちは否定できない。一つはナチの怪物である。ナチズムは、単なる全体主義ではなかった。というのは、それは確かにもう一方の全体主義の国家、つまりスターリンのソ連と多くの特徴を共有していた。しかし、スターリンのマルクス主義のイデオロギーは、ナチズムと多くの点で異なっていた。ほとんどは、特にアーリア人優越の人種差別の教義において。ナチの哲学は、精神科医ロバート・J・リフトンが示したように生物学的な政策だった。ナチは、科学的に最新式であることを要求し、単に科学の真実性を社会に適用していた。この社会的なダーウイニズム（生物進化論）の「科学」は、もちろん科学の茶番であり、チャールズ・ダーウインよりもハーバート・スペンサー（英国の哲学・社会学・倫理学者、適者生存は彼の言葉、一八二〇－一九〇三）の方がそのような考えであった。しかし、それは全て科学用語の罠を使っていた。それは、科学の言葉を話した。そのため、同じものと間違えられた。物理学者のリチャード・ファインマン（米国の物理学者、朝永振一郎と同時にノーベル物理学賞受賞、一九一八－一九八八）が記述したように、これが偽科学の特徴であり、それは今日でも続いている。

しかし、今ではこの偽科学が私たちに薬を飲むように、あるいは飲まないように操り、あるいは或る心理療法を信じ込ませたり、信じ込まないように操る。そして、少なくとも組織的な集団虐殺や安楽死には関わっていない。ナチは、偽科学をその論理的な極限にもっていった。彼らの殺人は無作為ではなかった。すなわち、科学が絶対的な真実であると表明することを主張するイデオロギーからそれらは部分的に拡大した。ヤスパースは、科学がこのように作用しないことを知っていた。しかし、科学について不十分にしか教育されていない彼の医学の同僚たちの多くはそれを知らなかった。（医師たちは最もナチ党に参加しやすい職業で、約半数がそうした。そして、彼らは、一般的にナチによる精神病の人々の安楽死とユダヤ人の大虐殺において、指示されて黙従した。）

これは、科学の一つの過ちであった。つまり、ナチズムによる操作の。

もう一つは、ナチズムに対する反応だった。すなわち、それは核爆弾の開発である。ここに、科学が暴れ狂うもう一つの例がある。人類が、文字通り自分達を破壊しつくしうる。科学は、それ自体にモラルがないことを証明している。というのは、それは悪にも善にも使われうる。ある者は言う、核兵器は最終的には日本に第二次世界大戦を終わらせたと。しかし、核兵器は冷戦下で両陣営の政治的な手段となった。ソビエト連邦が崩壊した後は、核戦争はもはや無いという印象が出てきたが、中東での最近の出来事は核の危険を国際的な衝突の段階に復活させた。核兵器のために、引き続き世界は危険にさらされている。

科学的に、概念的に、政治的に、科学には限界が有るということに疑いはない。唯一の問題は、これらの限界が何を意味するかである。より早くから気づかれていたように、ヤスパースはポストモダニズムの罠にははまっていなかった。科学が適切に理解されている限り、科学の恩恵はその害よりも遥かに勝っており、未来の恩恵は未来のリスクよりもより勝っていることを彼は知っていた。科学は知識の絶対的な体系ではないし、ナチがしたような目的のために操ることは出来ないし、そうすべきではない。同様に、科学はそれ自体では幸福を生み出さない。そして、核兵器と同様に好ましくない目的で使われうる。それは、文字通り人類のまさしくその存在を論争にさらす。

そのように、科学のあらゆる力強さと恩恵にもかかわらず、科学のみでは人類の問題を解決しない。事実、科学はそれだけではこれらの問題を悪化させる。問題は、ひとたび科学の限界に達した時に、私たちが私たち自身と私たちの世界をどうするつもりかということである。

一つの反応は、この問題に直面することを拒否することである。科学に価値を置く人達は、科学そのものが今日解決できないような問題を解決するだろうと主張するかもしれない。今日の科学の限界のように見えるものは、将来の限界のようには見えないだろうと。これは、ある程度そうかもしれない。しかし、これまで常にそうであったように、科学には常にある限界が有るように見える。もっとも、それらの限界は時間とともに変わるが。科学に価値を置かない人達は、科学には限界が多いのでそれは無視できるし、過去の非科学的な信念が単純に守られるべきだと主張するかもしれない。ヤスパースは両方の極端を避けている。

彼は科学を受け入れ、その限界も受け入れている。そして、科学の限界の問題と対峙している。彼の解決は、哲学と信仰、すなわち哲学的信仰である。

ヤスパースは、よく知られているように哲学と哲学的な思索を同等とみなしている。哲学は名詞ではなく動詞のように扱われるべきである。そして、結果ではなく過程であり、体系ではなく洞察の源であり、住居ではなく道具である。哲学的な思索をしている時、ヤスパースは科学が知りえないことを理解しようとしている。科学は人類の三つの災いを押し戻すことが出来る、—ジョン・F・ケネディが言ったように—貧困、病気、戦争を。しかし、科学はそれらを際限なく取り除くことは出来ていない。災難や死は依然起こる。そして、生きて、考えて、気づいている人間—ヤスパースが実存 *Existenz* と呼んだもの—は、それらの悲劇的な現実に直面している。そして、彼は神秘を見る。災難と死は、しばらくして、科学の全ての働きの後にも説明されえない。その時に残されるのは神秘（謎）のみである。この時点で、哲学と信仰が始まる。哲学は、人が分からないということを分かっていることを意味する。それは無知の認識、あるいは無知の知である。

哲学的な人、気付いている魂（実存 *Existenz*）は、俗世の心（現存在 *Dasein*）よりもこの神秘に—まじめに、静かに、真剣に、対峙している。彼や彼女は、立ち止まらなくてはならない。立ち止まらないことは、哲学的に思索する人にとっては選択肢ではない。彼は考え、それ故に彼は悩む。立ち止まったヤスパースは、そのような悲劇的な現実を受け入れ、それらが望みによって無くならないことを知る。同時に、そのような受け入れは受動的ではなく唯一のものでもない。

全ての人間は、哲学的な思索をする。そして、私たちは皆、神秘の意味を理解しようとする。ヤスパースが呼ぶ「暗号」、すなわちシンボル（象徴）、神話、教義、物語の数々を私たちは持っている。ある者にとっては、それは不死の教義である—天国や地獄。他の者にとっては、再生（輪廻）。また、他の者にとっては自然との一体（調和）。固有のイデオロギーの数々が、一つあるいは別の象徴的な信念体系において続く。ヤスパースは、いかなる一つのイデオロギーの真実を認めることも否定することもしなかった。しかし、ウィリアム・ジェームズのように、彼はいかなる一つを信じる権利をも熱心に擁護した。彼が求めることの全ては、私たちが信じる如何なるものでも十分に信仰することであり、一方私たちは自分たちの教義を信仰している人たちへの関与を徹底的に探し求める。「意思疎通」は乾いた言葉である。すなわち、アイデア（考え）の間での「愛する闘い」がより表情豊かである。哲学者のレオナルド・エーリッヒは、ヤスパースの考えを英語を話す聴衆に説明するのに最も相応しい人であるが、ヤスパースを翻訳して、真実は「愛によってのみ洗練されうる」「好戦的な性質」があるとしている。

ヤスパースにとっては、哲学的な思索と信仰の領域に勝利も敗北も存在しえない。洞察のみがある。

ヤスパースは、寛容を唱えている。しかし、彼は相対主義からそうするのではない。彼は、全ての哲学や信仰が同じだと主張しているのではない。彼は、明らかにある哲学に他のものよりも価値を置いている。彼は、特定の目的を持って組織された全ての宗教的なイデオロギーを、信仰の領域を科学の領域と間違えるものだとして拒絶した。哲学と信仰の世界では、私たちは真実を証明したり理解したりは出来ない。もし私たちが真実を証明したり理解したり出来るなら、その時私たちは定義により科学の仕事に従事している。かなりの量の経験と実験の後に、もしもなお顕著な疑いがあるのなら、私たちはまだ科学的な知識を持っていない。疑いは信仰の下地であり、エーリッヒの文章によれば、信仰は必然的に疑いを含んでいて、哲学的な思索は定義により不確かである。

しかし、同時にそれに不審を抱いている限りは、人は何かを信じることは出来ない。信仰を持つことは全体的であり部分的ではない。さもなければ、それは信仰ではない。ヤスパースは、そのような信仰はある人の個人的な生活においては情熱的で明白であるけれども、別の人にとっては必ずしも明白ではないと考えている。彼は考える。私たちはそれぞれある教義を完全に信じることは出来るが、私たち自身でのみである。そして、私たちはそのように完全な信仰を他人に指図することは出来ない。これは、信仰が知識ではないからであり、宗教は科学ではない。信仰は分らないこと、無知なことを含み、それでも「存在の基本的な確かさ」を持っている。この確かさは生きている人の個人的な感覚であり、別の人に強制されうるものではない。エーリッヒをわかりやすく言い換えると、私たちの全てには多くの知的な真実があるかもしれないが、私たちのそれぞれに対しては一つの実存的な真実しかない。ヤスパースはそれを次のように言う。科学は普遍的に通用する真実を含んでいるが、それは使われ方次第である。哲学的な真実や信仰は、それを獲得する個人にとっては絶対的であるが、他人にとっては普遍的ではない。

寛容は、そのような信仰の個人主義に由来する。同時に、私たちは他人の絶対的な信仰について関心を持たなければならない。ヤスパースは推測する、私たちは自分たちの教義を信じているが、私たちは自分たちの信仰が真実であるという事は分からない。そのように、私たちが間違っていて彼が正しい場合には、私たちは別の人の信仰を望んで理解しなければならない。そして、私たちが間違っていて彼が正しいなら、私たちはそれを最終的には受け入れないかもしれないが、別の人の信仰を大いに尊重しようと努めなければならない。同じように、自分の絶対的な信仰を信じて哲学的な思索をしている他者は、私たちの信仰を理解することを望むであろう。これが愛する闘いであり―寛容からの表面的で任意の実践ではなく、真実を知るための深遠で必要な努力である。実際にヤスパースは、人は自分自身で真実を知ることは出来ず、自分自身の信仰や伝統の範囲においてのみそれが出来るという考えを持っている。人は、真実に到達する前に別の人との愛する闘いに加わる必要がある。「真実は二人で始まる」。これはサティヤーグラハ、すなわち真実を求めた非暴力運動で、ガンディーが意味したことだろうか？あるいはマーティン・ルーサー・キングが、ある真実が両側のその格闘で認識される際に、彼の非暴力的抵抗によって意味したことだろうか？　ポストモダンの相対主義者は、表面的には寛容に見えるかもしれない。しかし、彼は心の底では別の人の信仰を理解していないし、彼は本心ではそれに価値を置いていない。そして、他者はこれに感づいて彼の根本主義にまで深く掘り下げるであろう。ヤスパースは言う、「信仰を理解するには信仰が必要だ」と。

カール・ヤスパースは、複雑で容易には普通の鋳型には合わない考えを促そうとしている。彼は、伝統的な宗教と信仰、儀式と慣習の追従を拒否している。人は、あるいはそれを非霊的な宗教と呼ぶかもしれない。彼はまた、単なる実証主義や、迷信としてのある科学（偽科学）、あるいはその（科学の）反対の相対主義的なポストモダニズム―非霊的な非宗教、をも拒否する。彼はまた、最も一般的な選択、私たちはそれをオプラ（オプラ・ウィンフリー：米国の黒人女性司会者、一九五四－）の選択と呼ぶかもしれない―霊的な非宗教、をも拒否する。オプラの解決はますます一般的になっていて、宗教無しの宗教を与えることを探す。お決まりの文句にあるように、「その日、その時」、「今の瞬間」、生きていることやいかに全てのものが他全てのものと結びついているかにもっと気づいて生活することを、私たちは教えられる。カルマの概念がある。全ての反応は逆の反応を生じ、善は善を生じ、悪が悪を生じるという意識である。自我や自己は不都合が生じたことに対して責めを負い、心を静かにして、瞑想し、自分が持っている物事に満足することを勧められる。人は食べ、祈り、愛する。多くの米国人は特にこのように振る舞う。というのは、彼らは伝統的な宗教を拒否するがその従装具にはつかまっている。つまり、神あるいは神のような力の信仰で、東洋の神秘主義や超自然の概念（地球外生命のような）における魅惑を伴ったニューエイジの感覚である。カルトは極端な結果で、大した特定の中身の無い、曖昧な精神的傾向がより一般的である。

ヤスパースは、別の方法を探している。すなわち、彼は、霊的であるが、私的でもニューエイジの感覚でもない。彼の神は、個人的には彼を知らない。そして、奇跡の余地は無い。というのは、祈りは対象が無い。彼の神は、より消極的な中身である。そして、彼は科学が解らないことを心に思い描き、もし科学が拡大するなら彼の神はそれに応じて縮小する。そして、この神はまだ小さくはない。ヤスパースは、その神に大げさな名前を与える。すなわち、それは包括者や超越者で、神格が私たちの上を超えて私たちの周り一面にある感覚を私たちに与える。私たち自身よりずっと大きな力と考えられる自然への類推を避けるのは難しい。そのような汎神論的な解釈は、エマソンのような超越主義者らの精神的な傾向と同調しており、それはヤスパースが支持するようにみえるものと完全に調和しない訳ではない。

彼自身の哲学的信仰の概念によって、ヤスパースは理性と感情を同じ方向に引き寄せようとしている。これは、単に慣習にとらわれないプロテスタント主義や理性的な見解の一神論主義、そして合理的である僅かな部分を残して理屈に合わない部分を捨てて裁断した聖書のジェファーソン現代版ではない。これは、その感情的な核を無視しないで築き上げられた宗教への哲学的で理性的なアプローチである。この観点は、絶望と対等の実存的な実在性に基づいている――それは、私たちが皆被り、そして同じようにすることである。絶望は霊性の感情的な根源であり、私たちの災いを救援する要求である。対等は寛容の理性的な根源である。災いに対する私たちの特有の反応は私たちにとっては真実であるが、私たちはそれらの正しさを他人に証明することは出来ない。私たちは、自分たちのそれぞれが自らの絶望に対する慰めを必要とするという事実を考慮する必要がある。そして、私たちは自分たちの隣人の鎮痛剤を敢えて持ち去る気にはならない。しかし、私たちは自分自身でそれを飲む必要もない。

…………………………………………………………………

私たちは自分たちの隣人の鎮痛剤を敢えて持ち去る気にはならない。しかし、私たちは自分自身でそれを飲む必要もない

…………………………………………………………………

彼の人生を通して、彼自身が個人的な病気に向き合い、そして中年期にはナチズムの挑戦と対峙して、カール・ヤスパースは人に感銘を与える哲学的信仰を生きた。彼は、ナチの悪に恐れず立ち向かった。そして、彼は屈しなかった。さらに、彼は、科学が間違って利用されている時に本当の科学に対する信頼を維持した。彼は、支配的な政治組織が別のことを要求していた時に、個人の権利や人間の自由の必要性を信じていた。そして、彼は、彼の仕事と生命に対する脅威に屈服することなく、罰と喪失を受け入れた。彼は、ナチの時代を通してドイツで滞在し、自身の信仰と哲学に対して真っ直ぐにしっかりと立っていることが出来た数少ない知的なドイツ人指導者の一人であった。

そして全てが終わった時、彼はドイツにその罪について話しかけることが出来た。彼は、世界にその責任について話しかけた。彼は、ハイデガーの影響の高まりにもかかわらず、ポストモダン・ニヒリズムと戦うことが出来た。彼は、人生と死の果てしない神秘について議論することが出来たし、彼は際限なく話し、考え、哲学し続けたのだろう。

カール・ヤスパース（そして、彼の生徒で私の先生の一人であるレオナルド・エーリッヒ）の叡知を包含する精神医学は、十分に、そして完全に、いかなる条件もなく科学を受け入れる精神医学であろう。このことは、統合失調症や躁うつ病のような幾つかの精神疾患の完全な還元主義的説明を含む生物学を意味する。同時に、それは、人生のストレスの過程で起こる軽い不安症状のような、原因や経過がほぼ非生物学的な他の多くの精神状態に対する生物学の限界を含む、科学の限界を認めるであろう。

言い換えると、ヤスパースは生物学的実存主義を実践している。それは、科学の信頼と懐疑的精神性である。彼は、ヘイヴンズの知恵の定義を実行している。すなわち、同時に心の中に相反する二つの考えを持つこと。うつ病と躁病——そして精神医学における他の何でも——のどんな適切な理解も同じようにすべきである。

私たちは、私たちのガイドたち、精神医学と心理学の偉大な実存主義の思想家たちを終えた。私たちには、出口以外に解決策の体系は残されていない。ドアは開いている。つまり、私たちはただ出ればよい。

◉第Ⅳ部　出口

健康的で祝福された幻想がある。

フリードリッヒ・ニーチェ

第十五章　陳腐な「正常」

精神の健康（メンタルヘルス）は有益だとしばしば考えられている。しかし、私たちはうつ病と躁病の意味を評価するある地点に到達し、そこではこれらの異常な気分が多くの点で正常よりも優れていると言うことが出来る。私たちの最終的な考えは、何が元々の問題であったかというところに私たちを引き戻す。正常は良いことなのだろうか？　精神の健康とは何を意味するのか？

精神の健康（そして間接的には精神疾患）に関する私たちの混乱の多くは、続いてきたフロイトの影響に由来する。（それは、あたかもニューヨークの金融エリートたちにおいて、圧倒的なマルクス主義者たちの影響のために、個人市場の特徴についてエコノミストらが混乱したままであるかのごとく。）それゆえ、精神の健康を説明しようとする如何なる試みも、最初は精神分析の神聖な聖書を受け入れ、次に抵抗する必要がある。

これらの概念を考える上で伝統的な精神分析がどの程度役に立たないかは、精神分析家らが精神の健康について極めて混乱しているということを理解するとはっきりする。彼らは異常の中を意図的に深く凝視するので、正常なものでさえ異常のように見える。彼らの最も共通の考えは、正常に見える人達が本当は正常ではなく、むしろ彼らは「硬直した防衛機制」に苦しんでいる、というものであった。すなわち、彼らは自分たちの内的な不安や本能から過剰に彼ら自身を防衛していて、彼らはあまり不安ではないように見えるだけである。なぜなら、「正常は、不安に対する知的な防衛である」それは、あちら側には何も無いというふりをするために、鉄の壁を立てているようなものである。神経質な人達は、よりいっそう彼らの不安に触れて孔の開いた石膏の後ろに隠れる。それ故に、フロイトの言葉がある。「正常な人は、誰でもおよそ正常なだけである」

異常に対するこの精神分析的な強迫観念は、アンナ・フロイト（一八九五－一九八二）とその弟子のエリク・エリクソン（一九〇二－一九九四）によって極端な形となった。彼は、青年期のアイデンティティの危機が大人への発達の鍵であると見極めたことで有名である。エリクソンは、続けて幼児から老年までの人生の八段階を識別し、各段階には危機と危機の克服があることを発見した。このため、人生の正常な過程には多くの危機が含まれる。アンナ・フロイトは子どもを専門とし、もし人が青年期の危機を経験しないならば、彼または彼女は正常な人には成長しないだろうと主張した。そのような人は、代わりに「成熟に対する障壁として働く、ぶち壊し防衛」を発達させると主張した。ロイ・グリンカー（一九〇〇－一九九三）は精神科医として（彼自身はジークムント・フロイトの生徒であった）、アンナ・フロイトのことを語った。「彼女は、青年期の安定した平静はそれ自体が異常であると信じている」

本当に、精神分析的な展望は盲目になっているようであった。レストン・ヘイヴンズが上手く言ったように、「健康な人々への病的な見解」によって。

精神分析には正常の全体の概念に問題があることは、明らかである。〔傍点訳者〕一世紀の仕事において―フロイトの標準的な版は、集められた作品に番号を振るとほとんど四十巻になり、彼の信奉者らによるおそらくは何十万という他の論文があり―、それらは、成功した精神分析的治療のゴールが*Arbeiten und Lieben*、すなわち働くことと愛することとかつて定義した、フロイトによる基本的には何気ない見解につながる精神の健康に関する精神分析学的な知恵の研究である。何十年間も、精神分析家たちは無意識にこのほとんど明言されていない前提を信じ込んでいた。すなわち、もしあなたがうまく働いたり愛したり出来ないなら（もってまわった言い方をすると、もしあなたが社会的にあるいは職業的な機能において上手くゆかないならば）、その時あなたは精神分析で治療を受けるであろう。今日主流の精神医学は、同じアプローチを当てはめている。もっとも、しばしば薬物療法を心理療法に置き換えているけれども。

「正常な人は、誰でもおよそ正常なだけである」

すべての健康の概念は、よく知られているようにその中に価値判断を伴っている。明らかにフロイトの定義は、中産階級（ブルジョア）の価値である。つまり、私たちは働きたいはずであり、結局それは当然で、ついでながら、産業の指揮官や国民総生産（GNP）の監督者にとっては助けになる。愛することは、典型的には結婚することである。そして、愛は一夫一婦の愛で、通常は男女で家族を作り、結果として家庭生活の家族の結びつきや社会的な利益となる。フロイトは政治的にも個人的にもむしろ保守的で、彼の見解の主流の解釈もまた保守的であった。すなわち、精神科医たちは、何に適応するのか、なぜ適応するのかもおよそ明確ではないまま、「よく適応する」ことのゴールを長年語ってきた。

すべての健康の概念は、よく知られているようにその中に価値判断を伴っている

ある者たちはフロイトの定義のブルジョア的な中身に反対してきたが、そのブルジョア的な構造を維持した。すなわち、働くことは「繁栄」に置き換わる（幸福の特質を定義するために最初にアリストテレスによって使われた概念）。そして、自由化されて自由であることが認められ、性的にも開放されて、同性愛も含めて、結婚や家族と結びつくことなく、愛情が維持される。もし私たちが繁栄（自分たちのしていることに意味を見つけ、楽しめる趣味を持ち、活動から喜びを得る）出来ず、（誰かを、どのようにか）自由に愛することが出来ないならば、その時私たちは、（様々な）心理療法や（様々な）薬によって治療されるべきである。

このより自由でブルジョア的な定義は魅力的ではあるが、私たちのポストモダンの西洋文化にむしろ特有のようにさえ思える。ある者は、それは人間性のある鍵となる特徴を見落として

いると示唆した。実存主義的な精神科医のヴィクトール・フランクルは、仕事や愛とともに、第三の側面、すなわち苦しむことを加える提案をしている。フランクルの洞察は、私たちに仕事をすることや愛することが出来るようにさせる意味の多くは苦しむことから育ってくる、というものである。苦しむことは病気の内にあるので、フランクルの見解は、健康と病気の間の境界線を曖昧にする。

標準的なフロイト派の定義へのもう一人の批判者は、他ならぬマーティン・ルーサー・キング〔一九二九―一九六八〕であった。彼の精神医学的な概念に関する多くの説教の論評の一つにおいて、キングは「良く適応した人格」の考えを明確に否定した。私はあなたたちに変えるべき現実に適応して欲しくない、と彼は言った。不健全な世界に対する健全な反応は拒否であり、この拒否はそちらの世界によって病気の証拠とみられるであろう、と彼は主張した。イエスは良く適応した人格ではなかった、とキングは言及した。

精神科医ジョージ・ヴァイラントの「生活への適応」の概念のようなフロイト派の伝統の現代的な派生は、私の判断では、ほとんど洞察を提供していない。ヴァイラントは、現実世界での研究において精神分析的な考えを試そうという少なくとも賞賛に値する仕事を、グリンカーのように行った。彼はハーバード大学の新入生を五十年以上追跡し、主観的な幸福が、結婚していたり、仕事を楽しんでいたり、フロイトの決まり文句の確認などの、観察出来る特徴と関連していることを発見した。

彼はまた、最も幸福で最も健康な男性達は、ユーモアのセンスが良く、世間に対して現実的なアプローチをする傾向があることも発見した。これらの心理的な特徴は、おそらく彼等が結婚を維持し、仕事で昇進するのを助けた。完全に正常な人達（ロイ・グリンカーが「ホモクライト homoclite」と名付けようとしたもの。以下を参照）は、ヴァイラントの幸福な結婚をして働いているハーバードの男達である。彼等はそのように世間で上手くやっている。つまり、彼等は良く適応している。

しかしながら、世の中が急速に変化する時には、変容の苦しみの中で、普通に精神的に健康でよく適応している人達は、もはやよく適応出来ない。というのは、過去にはこれほどの環境への変化に適応しなければならないことは無かった。彼等は、再適応出来ない。

レストン・ヘイヴンズは、精神の健康についての私たちの理解の悪さをよく把握している。彼は、ある女子大学生の患者についてこのことを書いた。

もし私がその意味するところを分かっているならば、私は彼女が「成熟している」と言えるであろう。多くの場合、私はそれが何を意味することになっているかを知っている。つまり、ある集団の慣例や期待を受け入れるか、あるいは親密さや自主性のような課題の一式を習得することである。しかし、それらを真似るのが簡単であったり、より重要な事には、人生に異なるか矛盾する目的がある時にときどきそれらが脇に置かれる際に、私たちはどのようにそれらの結果を調べるのか。慣例と期待が個人の違いに致命的な束縛を固定しうるように、賞賛される特徴にもとづく健康の標準は、人間の状況が最も奇異な資質の必要を呼び出すことが出来る余地をないがしろにしている。

およそ半世紀前、ヘイヴンズの洞察は、健康な人々の心理学的な状態を研究している精神科医のロイ・グリンカーの仕事において確認された。精神分析的な思想の時代に、かつて自身がフロイトに分析されたグリンカーは、鼻っ柱の強い稀有な研究者だった。彼は、精神分析的な考えを研究対象にして検討しようと、データを集めて数々の仮説を検証した。彼の主な関心は心身医学（内科疾患に対する心理的な原因）であったし、彼は心身症患者の対象群として正常な個人を研究する必要があることを幸運にもいかにして発見したかを、一九五八年に記述した。彼は、最終的にシカゴのジョージ・ウイリアムズ大学の学部長を通して、あるＹＭＣＡ加盟の学校でその小さい学生自治会の半数に心理学的なテストを用意した（三四三人中男性二七二人で、彼らは気分、不安、パーソナリティの四種類の心理テストを与えられた）。二年間にわたり、グリンカーは完全に精神的に健康で正常な六五人の男性を選んだ。

これらの人達は、それらの心理テストにおいて健康な範囲の真ん中で、十分に検査されると感じていた。グリンカーは、その後時間をかけて彼らのそれぞれを個人的に面談した。彼の科学論文における公平無私で稀な態度は際立っている。

それらの面談の私に与えた衝撃は驚くべきものであった！　ここには、私が精神科医として、ある

> いは自分の個人的な生活でもめったに出会わなかったタイプの若い男性がいた。表面的には彼らは精神病症状や神経症症状、無力な人格傾向は無かった・・・。おそらく、この経験は「精神の健康」の仮の定義として役に立ちうる—自身の職業生活の大半を、みじめに不平を言い、無力な症状を患って自己破壊的にふるまっている人（患者）たちとの仕事に捧げてきた（私のような）精神科医に与えた、その驚くべき衝撃。私の予備的なショックの三年後、そしてこの特異な集団が系統的に調べられた後、私はハーバードの心理学者ヘンリー・マレーによって書かれた次の慰められる文章に出くわした。「ある精神分析医は、そのように多くを予告されたが未だ見つかっていない見本—正常の男性—に直面することになっていたものの、彼は今度だけは適切な考えの不足により口が利けなくなるだろう」

グリンカーは、精神の健康と正常の概念は少なからず価値判断を含んでいると理解していたし、彼は自分の論文において、心理学、社会学、哲学におけるこのトピックに関する広範囲の文献をレビューしている。これらの用語に組み立てられる想定による意味の取り違えを避けるために、彼は別の用語を探した。

> 「正常」や「健康的」などの用語は、価値判断の負荷を重く受けているので、中立的な言葉が探されたが、英語には見つからなかった。ギリシャ人でさえ、私が書いている状態に対する言葉を持っていなかった。パーシバル・ベイリー博士はヘテロクライト heteroclite が共通のルールから偏った人を意味するので、その反対あるいはホモクライト homoclite が共通のルールに従う人を示すであろうと

いう提案をした。読者はすぐに、記述されている集団は、「正常な」、「健康的な」、「普通の」、「単に平凡な男たち」からなり、事実ホモクライトたちであることを発見するであろう！

二年間にわたり繰り返された質問紙や面談、そして行動観察の後、グリンカーは、平均的な米国人男性「ホモクライト」、正常の真ん中の典型的な米国人の心理学的な特徴を分離した、と結論を出した。グリンカーは、それらの「単に平凡な男たち」を次のように特徴づけた。

一、生まれてから体質的に健全で健康
二、平均的な知能
三、下位中産階級の家庭の出身
四、人生早期の仕事の経験
五、人生早期の厳格な、多くはプロテスタントの宗教的な鍛錬
六、親からの堅実で公正な教育
七、両親との満足出来る積極的な情緒的関係
八、子どもの養育における両親の合意と協力
九、行動に対して、明確でよく知らされた数々の限界と境界
十、「アイデンティティの危機」なしに実現された公正で現実的な自己イメージ
十一、通常は現実の外的な出来事により誘発される穏やかな不安、抑うつ、怒り

十二、スポーツへの関心
十三、内省がほとんど無い
十四、かなり強い衝動性のコントロール
十五、高いレベルの倫理、道徳、誠実さ
十六、精神病理は最小限でほとんどみられない
十七、適切な人間関係の十分な能力
十八、より高い社会的地位を実現しようという望みよりも、主に現状を維持することへの目的志向
十九、父親とその姿に対する強い同一化

これが、平均的で健康な米国中西部の男性である。

ホモクライトたちのこの議論は、健康と正常の概念の違いを思い起こさせるようである。一つの有用な定義のセットは、次のようなものである。

人は三つの概念を区別しなければならない。すなわち、*norm*（標準）、*normal*（正常）、と*ideal*（理想）である。*Norm*（標準）は、一定の階級やグループにおける「典型」を特徴づけている平均である。それは、統計的に引き出され、それが良い悪い中くらいにかかわらず、参照事項なしに何であるかを記述する。*Normal*（正常）は、病理学的なものが無いと推定される実際的な理想の表現である。

Ideal（理想）は、多くの例で達成することを期待することなく追及されるべき目標である「完璧」の理論上の基準である。

……………………………………………………

人は三つの概念を区別しなければならない。すなわち、*norm*（標準）、*normal*（正常）、と*ideal*（理想）である

……………………………………………………

前述のように、グリンカーは精神の健康における標準と正常の種類について記していた。価値判断は、私たちが理想の精神の健康を考えるときには、より問題をはらんでいる。もし私たちがこれらの区別を記憶しておけるなら、ホモクライトたちと精神の健康が共通に持っている概念が何であるのかをおそらく最もよく理解できる。

ホモクライトたちには不安や抑うつがほとんど無いのは明らかである。標準のパーソナリティの測定を用いると、ホモクライトの学生達は誰も神経症的なプロフィールを満たさない。その研究のために特に作られたグリンカー自身の質問紙を用いて神経症的傾向を評価し、彼は〇点（神経症の特徴無）から三五点（全てが神経症の特徴）の範囲で、一人の参加者のみ一四点以上で、大多数はほとんど〇点に近いことを報告した。

グリンカーは、「正常な」青年期危機についての精神分析のイデオロギーの誤りを立証した。彼の研究のホモクライトたちは、青年期に葛藤を経験することなく、それでも心理学的には健康であった。すなわち、「私たちの対象者らの文化的なそして家庭的な背景が、危機や明らかな葛藤を促進する困難を伴うこと無しに成長や変化への助けとなった。家庭、教会、ＹＭＣＡ、高校、そして大学へ進む気楽な時期に、彼らの環境の価値体系は一定のままだった」これらの少年達は健康な青年達へ成熟し、危機を経ずに、彼らを取り巻く全ての人々に模範的とみなされた。

精神の健康のこの難問（なぞ）をより良く理解するために、人間のパーソナリティに関する私たちの現在の知識の幾つかに目を向けることが出来よう。私は、その（多くは精神科医ロバート・クロニンジャーの仕事に由来する）幾らかを次のように要約する。

人は、一組の遺伝子で生まれる。そして、幼年期の通常の経験によって、五歳くらい迄に基本的な幾つかの気質の特徴が固まる。最もよく引用される三つの特徴は、神経症的傾向 *neuroticism*（人が経験する不安や悲しい気分の量）、外向性 *extraversion*（その人の社交性）、経験への開放性 *openness to experience*（その人の好奇心や危険を冒す特性ｖｓ危険を嫌う特性）である。これら三つの特徴に基づいたそのパーソナリティ理論は、それらの目立つ特徴の最初の文字からＮＥＯと呼ばれる。私たちは皆、これらの三つのパーソナリティの特徴の各々について、強いか弱いか、典型的には真ん中に位置づけられる。このパーソナリティ研究は、元を辿ればハンス・アイゼンクの仕事に基づき、今では五十年間以上も、多くの研究者らによって繰り返し行われてきた。これらの研究者らの中で、ロバート・クロニンジャーは新しい標識を提案してもう一つ追加した、固執persistence（粘り強さ）を。彼は、基本的な特徴を、損害回避 *harm avoidance*（アイゼンクの神経症的傾向のように）、新奇性探求 *novelty seeking*（アイゼンクの経験への開放性のように）、報酬依存 *reward dependence*（アイゼンクの外向性と関連して）、固執 *persistence*（熱心で野心があるｖｓ無関心で成果が上がらない）と理解した。双生児研究では、これらの気質はおよそ五〇パーセントが多くの遺伝子による遺伝性で（アイゼンクの特徴とちょうど同じように）、他の五〇パーセントは任意のあるいは特定の環境の影響（人生の普通の経験で、家族や文化で共有される環境ではない）によって予測される。言い換えれば、これらの気質の特徴は、少なくとも二分の一は生物学的なものである。

気質の心理学的な研究は、通常は正常の集団、典型的には質問紙を埋めることを強いられたアイゼンク教授のクラスの大学生と弟子達に基づいている。クロニンジャーは医学博士で精神科医であり、正常の気質のこれらのスケールを病気の人、すなわち「人格障害」と呼ばれるもののために精神科医を探している人達に適用し始めた。この考え方にはかなりの議論の余地があり、それはこれらの人達が振る舞いに困難があって人々は彼らを好まない、彼らは幸福ではなく、彼らは生活に苦しんでおり、人間関係に乏しく、上手く活動することが出来ない、とする考えを反映している。しかし、彼らは確認できる如何なる精神病も患っていない。すなわち、例えば彼らは統合失調症や躁うつ病ではない。代わりに、彼らはいつでも彼らのままであったようであり、彼らが所詮とても不幸で機能が損なわれているのは、彼らのパーソナリティの一部のようである。多くの人は、子ども時代の性的なトラウマを経験したらしい。それゆえ、人格障害は子ども時代の重症のトラウマから生じる（フロイト派の見解）という理論は、トラウマ後のそのような結果に陥りやすい若干の生物学的な傾向によって補足される（今日主流の精神医学的見解）。

彼の気質検査（クロニンジャーが三次元人格質問紙ＴＰＱ〈Tridimensional Personality Questionnaire〉と呼んだもので、彼の四番目の固執の特徴が後の研究で加えられた）を人格障害の患者らに適用することで、クロニンジャーは、予想されたように人格障害を有する人達は基本的な気質の特徴の点数が極端なことを発見した。これは、以下の概念の確認であった。つまり、もし正常な人々がそれぞれの特徴に関する（正規分布）曲線の真ん中にあるとすれば、異常な人々（人格障害を有する人達）はそれぞれの特徴に関する曲線の極端にある（とても高い、又はとても低い）ことが予測される。

クロニンジャーが望んでいたように、彼はＴＰＱがそれぞれの人格障害をお互いから区別することを発見した（例えば、反社会性人格障害は自己愛と触法問題によって特徴づけられ、境界性人格障害は低い自己評価と自殺行動により特徴づけられた）。しかし、彼はＴＰＱが人格障害（多様で明らかな人格障害の全て）を有する人達を全体として正常な集団から区別できなかったことを発見して落胆した。彼が評価したように、「私は、気質のみでは自分の健康な友人達を自分の患者らから区別することが出来なかったことに気付いて、ショックを受けた！」

気質はパーソナリティに対しては全てという訳ではないと、クロニンジャーは結論づけた。

パーソナリティについての哲学者たちの仕事に目を向けて、クロニンジャーは性格と気質の概念の微妙な相違に注目した。性格は、その人の「個人的な目標と価値観」を反映した。そして価値観は、それ自体生物学的でも遺伝でもない。これは、常にフロイトの理論の前提であったし、私たちの社会的あるいは政治的な態度は、共有した環境（文化や家庭）によって大部分が決まり、もともと遺伝的特徴にはよらないということが双生児研究により確かめられた。

そのように、もし気質が遺伝学と生物学によって決まるとすれば、それはパーソナリティを部分的にしか説明しておらず、おそらく他の部分は文化や家庭の環境によって決まる性格であろう。〔傍点訳者〕私たちの価値観を考える際に、クロニンジャーは、どのように私たちが自分たち自身を関係づけるのか（自己志向性 *self-directedness*）、どのように他人と関わるのか（協調性 *cooperativeness*）、そして全体として外界とどのように関係を持つのか（自己超越性 *self-transcendence*）という観点からそれらをモデル化する決心をした。彼は、これらの性格の三次元のための質問紙テストを作成して、それらを正常の集団について妥当性を検証した。自己志向性が高い時には、責任感があり自己受容的で希望に溢れ（ｖｓ自己批判的で悲観主義的）、協調性が高い時には、共感的で思い遣りがあり（ｖｓ冷淡で敵対的）、自己超越性が高い時には、理想主義的で献身的で霊的（ｖｓ実務的、猜疑的で物質主義的）であることを反映する。さて、読者は今や価値観の領域に私たちがいることを理解出来る。人は、これらの特徴が強いか弱いか、とりわけ良いか悪いかを、気質（例えば、外向性に対する内向性は本来備わっていて良いとか悪いとかではない）とは異なって、より判断しそうである。

気質と組み合わせて、クロニンジャーの新しいモデルは気質性格検査ＴＣＩ（Temperament Character Inventory）と呼ばれている。全体としてのパーソナリティあるいは個性は、「気質と性格の結婚」として理解される。最終的にＴＣＩ尺度を用いて、クロニンジャーは人格障害の人達を健康な友人達から区別することが出来た。

それでもなお、ＴＣＩの双生児研究は、これらの性格次元でさえ環境によって完全にあるいは優先的に生じるわけではないことを示唆している。というのは、それらはなお遺伝子の影響がかなりある。生物学の範囲は、決して完全には回避できないようである。

アイゼンク、エリクソン、ヴァイラント、グリンカー、そしてクロニンジャーのこの仕事の全てには鍵となる密接な関係がある。すなわち、正常であることは心理学的なあるいは社会的な制御の範囲ではない。それは、部分的には生物学的である。正常性は、病気のように少なくとも部分的には身体の問題である。そして、それは正規曲線上に定量化されうる。そこでは、私たちのほとんどはその中央にあり、両極端のものは少ない。パーソナリティの特徴において正規曲線の中央にぴしゃりとあることは、グリンカーのホモクライトたちを作り出す。すなわち、高度に平凡で、高度に正常な人たちである。パーソナリティの特徴の極端にあると、何らかのうつ病や何らかの躁病を生じるかもしれず、これは社会においては多くの点で「機能不全」かもしれない。しかし、他の点では超機能的かもしれない。

どちらが良いと誰が言えるのだろう？

第十六章　午前二時

オーデン〔英国生まれの詩人、一九〇七－一九七三〕の詩「エルンスト・トラー〔ドイツの劇作家、一八九三－一九三九〕の記憶」は、彼が書いて自殺したある友人の葬儀で読んだもので、全ての人に、彼らは死んだ友人のためだけではなく、実際には自分たち自身のために悲しんでいることを思い出させた。私たちは、それぞれが私たちの友達や家族が一人一人私たちを残すのを見守る生活を経験し、何処であってもそれが終わるところでいつか自分たちが先頭に立つことを知っている。

私たちは、自分で理解しているつもりの神によって生かされている。
神は、私たちの愛するものたちを配置する。最後にそこへ向かわすのも神である。
敵の弾丸、病気、あるいは素手でさえ。

オーデンが「彼らの明日」と呼ぶものの影は、嘆く人々の上を覆う。この影、すなわち棺に掛ける布は、死者に対する悲しみにとどまらない。すなわち、誰でも自分たちの人生の行程で絶望を経験する。ある者にとって、この絶望はうつ病へつながる。別の者にとっては自殺へ。他の多くの者は、それを否認しようとして、生活の忙しさや宗教的な信仰、または物質的な目標を含めた様々な方法によって、それに対して戦って人生のほとんどの時を過ごす。しかし、苦しみはなお全ての人に起こる。そして、T・S・エリオット〔英国の詩人、劇作家、一八八八－一九六五〕の永遠のフットマン〔従僕〕は、それでも私たちのコートを全て抱えている。このように、そうした境遇で誰が幸せになれるのだろうか？　どうやって意味があると思える楽しい生活が送れるのか？

　先日、私はある二十五歳の元バレリーナを治療した。彼女は家族や友達から距離を置いていて、恋愛的な興味のある男性から接近される度に身を引いていた。彼女は失望していたが、悲しみを好んでいるように見えた。「私は、幸せよりむしろ悲しい方がいい」、彼女は説明した。「なぜなら、悲しいときはそれ以上悪く感じることが出来ないのを知っているから」彼女にとって、最も重要なことは安定性であったし、悲しみは幸せよりも安定した状態なのである。幸せでいるためには、危険を冒さなくてはならない。しかし、それはいかなる危険の性質でもある。すなわち、時々は失敗しうるし、気分を悪くするだろう。もしあなたが危険を冒さないなら、あなたは失敗しない。しかしまた、成功することも出来ない。

　危険の無い人生はまったく人生ではなく――喪失の恐れは彼女が直接に向き合わなかった深い絶望を反映する、と私は彼女に説明した。彼女は幸福については正しい、とも私は説明した。

あなたが幸せな時、あなたの幸福は弱々しいことを知るべきである。もしあなたが幸せを浮いたままで保つ細い糸を無視するなら、あなたは人生のプレッシャーの強い突風でそれが漂流するのを見て驚くであろう。しかし、弱々しい一方で幸福はなお有難く思うことが出来る。幸福であることの永続性を確実には出来ないというただそれだけで、自分自身の幸福な状態を拒否する必要はない。

同じことは、悲しみに当てはまる。悲しみもまた永遠ではなく、いかなる出口を見ることをも遮断している絶望の深みの時に、決して終わりが無いようにみえる深淵には底と出口の両方があると考えるのが良い。それでも深淵から脱出するために、人は這い上がらなければならない。そして、這い上がる者を駆動するエンジンは希望である。

絶望は、絶え間のない希望の喪失であり、あなたが這い上がれるともはや信じない時に生じる。

絶望は、第一のそして主要な人間のジレンマを生み出す。すなわち、私は生きることを選択すべきか？　アルベール・カミュ〔フランスの小説家、哲学者、一九一三－一九六〇〕は、唯一の深刻な哲学的問題は、人生が本当に生きるに値するかを判断することを含む、とかつて言った。彼は正しかった。なぜなら、もしこの質問に答えられないならば、その時は他のどんな質問にも答える価値は無いからである。この問題の解決なしには、いかなる他のことも重要ではない。結局、私たちはどのように生きるかを決断することが出来る前に、生きていることを最初に選択しなくてはならない。

それは、明らかなことのように思われるかもしれない。つまり、私たちは結局すでに現に生きている。私たちは両親を選ばないし、生まれることを選んではいないし、私たちは単に生まれたのである。私たちは自分たちが世の中に「投げ出された」のを見つけ、そしてひとたびすでに居るだけで——もがきまわって——、私たちが何をしたいかを見つけ出そうと探している。

しかし、私たちの中でとても深刻な人は、実際にそこに存在していることを更に疑問に思う。私たちが投げ出されたこの世界で存在し続けることを私たちに許すべきか否かを、彼らは問いかける。

そのように、自分たちが生きていることを見つけても、存在し続けようと望むか否かを、私たちは意図しなければならない。これが、最初で最も重要な問題である——そして、このように唯一の現実の哲学的な問題である（カミュは言った）——。私たちは生きたいのか、生きたくないのか？

人は、この質問を避けることは出来ない。なぜなら、生きる決断を避けることは、自殺しないという決断になるからである。このように、もしそれが現実的な決断となり、私たちの生活に現実的な影響のある決断であるはずなら、それは意識的によく考えてなされなければならない。私たちは、単に自分たちの生命が続くことを許すのみならず、生きることを選ばなくてはならない。

私は、この問題と格闘する多くの重症うつ病の人たちを診てきた。時々彼らの希死念慮は、単に苦痛を取り除きたいだけの希望であり、それらの場合は精神的な痛みで、おそらくは最も悪い種類のものである。なぜなら、アスピリンで消すことも、切除することも出来ないからである。死にたいというこの望みは、しばしば私たちの医師としての、社会としての、その苦痛を除けない失敗の結果である。

別のタイプの自殺がある。それは、人が理性のコントロールを失った時に瞬間の衝動で起こる。通常は、アルコールや薬物が含まれる。そのような人は、衝動的に橋から飛び降りたり、自分たち自身を狙撃する。もし彼らが数分待っていれば、それをしなくて済んだであろう。もし彼らに病気があるなら、彼らは普通は治らないものを患ってはいないし、ある限られた期間続く痛みに対する我慢強さが回復へと導いたかもしれない。しかし、これらの人々は危機の時期を生き延びない。彼らは、光明は痛みの終わりを待つばかりであることを理解せずに、痛みのエピソードを乗り切らない。この人たちが、私たちは医師として最も心配するし、救いたいと願う人たちである。

これもまた病気である。しかしそれは一時的な病気であり、自殺や死は間違っている。

死なないが自分たちを傷つける人たちがいる。彼らは、手首を切り、また他の場所の皮膚の表面を切って、身体を傷つけることがある。彼らは、内側から自分たちの存在を攻撃することで、これを心理的にするのかもしれない。この人たちもまた、生より死がよいと判断している。しかし、彼らは自分自身の意思で命と別れたくはない。その代わり、彼らは自分たちの命を傷つける。それがありのままより悪くなるにもかかわらず。

カミュの質問に対する肯定的な答えを見つけられないほとんどの人は、このカテゴリーに入る。私たちの多くは、心理的に自分自身を切り刻んで一生を送っている。私たちは、自信を持って生きる能力を妨げることによって、私たちの命の否定的な部分をより悪くする。


最後に、もう一種類の自殺がある。それをする人は、肉体的には生きたままである。これは、精神的な自殺あるいは精神的な死である。死ねるけれども生きることを終わらない。そして、生きているけれども存在することを終わる。この人たちは生きている。しかし、彼らは精神的には存在していない。彼らは、生きて、呼吸して、話して、動く。しかし、彼らの心は空っぽで、彼らの意思は凍りつき、そして彼らの魂は空気を吸い込んだり吐き出したり出来ない。彼らにとって精神的な傷は永遠となってしまい、彼らの大切な部分は死んだ。彼らには、もはや人生のどんな野心も無いかもしれないし、善悪や寛大さ、配慮や好奇心のどんな感覚も持っていないだろう。

彼らは、必ずしも病気ではない。つまり、彼らの精神的な死は数ヵ月間続くかもしれない臨床的なうつ病のように一時的ではなく、彼らは常にこのようである。彼らの人生で、何か恐ろしいことが間違った方に行った結果、自我の繊細な花は萎れて死に、そしてその後もなお身体は生き続けている。

レストン・ヘイヴンズは、多くの人がこのように生きていると言う。彼らは、人生は生きる価値があるかというカミュの質問にノーと言ったが、彼らの魂の終わりと肉体的な死を組み合わせなかった。

唯一の出口は、肉体的にも精神的にも生きる選択をすることである。ただ一つの解決策は、人生が生きる価値のあるものだと決心して、肉体的にそうし続ける方法を発見することである。そしてそれは辛くはなく、その人の精神世界をより生き生きとさせることにもなっている。そしてそのことは、（そうしないことよりも）ずっと難しい。

哲学者のウィリアム・ジェームズは、彼の随筆の中でカミュの挑戦に最も直接的に取り組んだ。すなわち、「人生は生きる価値があるか？」ジェームズは、人生において選択する必要性の論理を展開した。彼は言った。人生の選択は、重要（「ゆゆしい」）か否か、回避できない（「強制的」）か否か、そして現実的（「生きている」）か否かである。ほとんどの現代のヨーロッパ人にとって、悪魔が人々の魂を乗っ取るという概念は現実味の無い考えである。ところが五百年前、平均的なヨーロッパ人は、その可能性を潜在的に現実的なものとみていたであろう。私たちは、何が重要で何が避けられるものかそうではないのかについての合意が出来る。例えば、私たちのほとんどは生計を立てなければならない。そのように、私たちは自分たちの職業や職種について決断する必要がある。そのような決断は、避けられないし重要である。結婚も似たようなものである。すなわち、私たちのほとんどはいずれにせよ誰と結婚するのかを決める必要がある。とりわけ、もし私たちが子どもを持つことに価値を置いているのであれば。これは私たちの現在の文化的な状況である。

そのように人生のとある決断はなされなければならない、とジェームズは主張した。それらは重要であり、避けられず、現実的なので、決断されなくてはならない。そして、もしこれらの選択を仮に見分ける必要があるのなら、三つの基本的なそれらは、生きること、愛すること、そして仕事をすることである。

私たちは選択しなくてはならない。そうなると、問題はどのように選ぶかである―どんな証拠にもとづいて？ ジェームズの見解は、私たちの証拠は確かなものに似ている如何なるものに対しても不十分であり、このためよりしっかりした証拠が存在する他の問題（科学的な問題のように）と同じ方法でそのような決断がみなされるべきではない、とするものであった。もし私たちが確信できないなら、その時私たちは半信半疑にもかかわらず選択しなくてはならない。このことは、多くの人々がとりわけ今日の科学志向の文化において逡巡するところである。今日では、人々は科学的なアプローチと類似の何かが全ての決断の中で最善であると考えている。しかし、結婚や職業の選択や、生きるか死ぬかを決めるのに、科学的なアプローチは無い。このため、私たちは不確実さに心地よくないので、私たちの多くは選択しない。

しかし、生きることを学ぶことは、不確実性とともに生きることを学ぶことである。

ジェームズの非凡さはここにある。すなわち、選択をしないことは選択である。もし、私たちが不確実すぎて決断出来なければ、その時私たちは否定的な選択をする。つまり、私たちは結婚しない選択をし、私たちは仕事をしない選択をして、私たちの生活に対するいかなる目的もなく生きることを選択することになる。

私たちは選択を避けることは出来ない。ジャン・ポール・サルトル〔一九〇五－一九八〇〕がそうしたであろうように劇的に言うならば、私たちは自由であることを運命づけられている。

不確実性の状況下で、ジェームズは、人は自分の決断についてプラグマティック（実際的）になれるだけであると結論付けた。人は、現在の知識の最高の灯りで最高の結果につながりそうなそれらの判断をしようとする。明らかに、人は間違いうる。しかし、ジェームズは他の選択を見ない。

要するに、彼の主張は、人は自分が生き続けなければならない確かな理由を手に入れることが出来ない一方で、不十分な証拠で選択を強いられる沢山の重要な決断が人生には存在する、ということである。人は選択を強いられている―それが人間の自由の本質である。そして、人はその結果によって選択を判断すべきである。人生は、もし誠実に生きるなら、生きる価値がある。しかし、生きることは常に同じ結果とはならない。

人は選択を強いられている―それが人間の自由の本質である

ジェームズのプラグマティズムは、ある読者には不満足にみえるかもしれない。しかしそれは、私が考える、より説得力のあるフロイトからのあるアドバイスといくらか似ていなさ過ぎることもない。ある日、フロイトは弟子の一人のテオドール・ライクと散歩をしていた。ライクは、彼が心理学博士（ＰｈＤ）への道を行くべきか、医学校へ進み後に精神医学の修養を求めるべきかについての決断に消耗していた。これらの二つの大いに異なった教育の進路は、それぞれ異なる賛否があるように思われた。つまり、心理学博士はさほど時間のかかるものではなく、より直接的に彼の興味を引いていた。しかし、当時ほとんどの精神分析家は医師資格（ＭＤ）を持っていたし、ライクは、医学教育を受けなければ十分に尊敬されないかもしれないと心配していた。選択は彼にとって混乱するものだった。そして、彼はフロイトにアドバイスを求めた。

フロイトはウィーンの歩道で立ち止まり、地面に杖をついてゆっくりとライクに話しかけた。「あまり重要ではないことを決断する時には、私はいつも全ての賛否を考えて有利な点を見つけた。結婚相手とか職業を選ぶような重要な事柄では、決断は私たち自身の中のどこかからかの無意識からやって来るべきである。私たちの個人的な生活の重要な決断では、私が考えるには、私たちは私たちの本性（本来の自然な姿）の深い内的な欲求によって支配されるべきである」

このように、フロイトはそのような決断の場合には、私たちは自分たちの理性よりも自分たちの情緒、自分たちの本能を信じるように勧めた。ジェームズが気づいたように、理由を説明することは出来ないけれども、理性的ではないアプローチが最高の結果を生み出すのである。

そしてなお、私たちの本能でさえ時々間違いうる。

私たちは、人生において数々の選択をしなくてはならない。時には間違えるであろう。生きるために、人は選択して失敗し、再び起き上がり、再び失敗して再び選択し、そしてまた失敗しなくてはならない。人が価値のある成功をなし遂げるまでに何回失敗しなければならないかについての規則はない。二人に一人、五人に一人、いや十人に一人は楽観的に見える。

しかし、保証は無い。ある者は運が良く、ある者は運が悪い。ある者は危険を冒し過ぎるし、ある者は冒さな過ぎる。私は、危険を冒さな過ぎる人々のことをより心配する。なぜなら、私たちは非常に少ないものから始めるからである。私たちは子どもであり、もし私たちが幸福ならよちよち歩きの子どもとして愛情をかけて世話をされる。そして、学校の普通の複雑な制度を通して導かれ、私たちは読み書きが出来るようになって世間へ放たれる。生きていて読み書きが出来ること—それらは資質である。しかし、それらは後にありうる可能性と比較する時に十分ではない。すなわち、喜びや、楽しさや、友達や、抱擁に満ちた生活である。そのように、私たちは皆危険を冒し、私たちは皆失敗する。そして、私たちは皆、起き上がって再び危険を冒すか否かを選択しなくてはならない。

失敗の必要性は、長年認識されてきた。様々な種類の哲学者たちは、真実は正された誤りであると結論付けてきた。もしあなたが正しくありたいならば、先ず間違いなさい。間違いをおかすことは、人間的なだけではない。それは賢明なのである。時々、私たちの間違いは計画されていることさえある。エマソンはかつて言った。もしあなたが的に当てようとするならば、少し上を狙いなさい。人は常に正しいという筈はないし、もしある人が厳密に正しく射抜くとすれば、その人は的を外していることが判る。

私たちが失敗する時、私たちは自分たちの失敗を私たちが誰であるのかについての投影だとみなす。私自身は失敗した。すなわち、私の自我は失敗をした。しかし、失敗は、成功と同じように、私たちが人として誰であるのかについて投影しない。それらは私たちの人生の出来事であり、私たちの人生そのものではない。私自身は、この場合に、この活動で、失敗した、あるいは成功した。どちらの道にしろ、私はほとんど変わらないままであった。なぜなら、私の自我はもしそうなる場合でも非常にゆっくりと変るからである。

そのように、私たちは喜んで失敗すべきであるだけではなく、私たちはそれぞれの失敗を、成功する方法を学ぶ機会とみなすべきである。何が間違ったのか、何を変えることが出来たかもしれないのか、何を期待しなかったのか？　失敗はこれらの質問に答える機会であり、その結果私たちは自分たちの失敗を正して成功に近づくことが出来る。

カール・ヤスパースは言った、「人が自分の失敗に取り組む仕方が、彼が何に成るかを決める」

真夜中に起こる何かがある。あなたが周りを見回して暗闇以外に何も見えず、あなたがこの宇宙の中でいかに孤独であるかについて考える時、深い恐ろしい不安がその道をあなたの中で上の方に潜航する。これが夜の絶望である。ナポレオンが午前二時の勇気と呼んだものを喚起する絶望である。

最も興奮した人、最も熱狂した男でも、心の中では、もし彼が朝二時に起きて暗闇を知ると、彼は孤独である。

それを知っているにもかかわらず人生を続けるには、勇気が必要である。勇気は、絶望の問題に解決を与える徳である。生きて自殺をしないことを選択すること、結婚や仕事についての人生の重要な選択をし、失敗を受け入れて試し続ける――この全てに勇気が必要である。そのようにする理由を持っていることは十分ではない。そして、生きてそのような選択をすることの意味するかもしれない理由についての知識を持っていることは十分ではない。というのは、それらの選択が出来ることの背後にある本当の力、絶望に対する本当の解毒剤は、勇気の徳である。

……………………………………………………

ナポレオンが午前二時の勇気と呼んだものを喚起する絶望

……………………………………………………

勇気は、感情ではなく思考でもない。それは、アリストテレスがある種の実用的な理性と呼んだ徳である。それは感情と理性の混合物であり、私たちが学び、また私たちが子どもから大人になるにつれて教えられた何かであり、理性的には理解出来るが、私たちが感情的にそして自発的に行動でのみ示せる何かである。それは、私たちが意識的に育む何かで、一旦持つと必要な時に私たちに訪れる何かである。

私たちに人生の重要な選択をさせるのは、この勇気である。生きる選択をすることによって、私たちはそれでも危険を冒す。そして、それらは人生の二つの避けられない側面である。つまり、私たちは選択をして危険を冒す。〔傍点訳者〕私たちは、両方の現実を受け止める必要がある。勇気によって、私たちはそれが出来る。

うわべだけの希望の引き換えに絶望を拒む代わりに、和らがない絶望の引き換えに希望を拒む人達がいる。これらは、最も慢性的なうつ病の人達である。そして、その選択は彼らのコントロールを超えた力によって彼らの為になされる。彼らは自分たちが絶望しているのに気づき、何故だか分からない。彼らは孤独の深みに徹底的に入り込んでいると感じ、彼らは午前二時にそう感じるだけでなく、午後二時にもそうである。彼らにとって、死の現実性と物事の通過が深刻な麻痺状態に導き、日常生活に従事することが全く出来ない。これらは、賢明な魂であるが、賢明過ぎる。彼らには希望を持つ勇気が無い。というのは、全てのリスクにもかかわらず人生のギャンブルにリスクを賭ける価値があるということを信じるためには、ある種の仰々しさが必要である。

人々は、絶望することなく生活したい。彼らは、自分たちの前方、上方、後方には希望以外の何も無い万年楽観主義者でいたい。希望は良い。しかし、希望には根拠が無いはずがない。私たちは、正しいよりも間違っていることが多い。それでも、この事実で、私たちは正しくしようとすることが出来なければならない。

絶望の無い人生は、希望の無い人生である。というのは、希望は、絶望に対する解毒剤として以外には存在しえない。もしあなたが自分は決して絶望しないというなら、それはおそらくあなたが午前二時に目を覚まして辺りを見回したことが無いからである。人は、眠ったままで賢明にも午前八時に起きて絶望の無い生活を送れると、もしかすると考えるかもしれない。しかし、午前二時の勇気によって知らされていないそのような人生の活動は、単なる往来であり、自分自身によって作られた出来事の連続で、しかし他人によって作られたかもしれないもので、何年、何十年の必要性の評価に拠らない、毎日の生活上の必要に対する反応である。そのような人生でいつの間にか、人は三十歳であり、もはや二十歳ではなく、四十歳であり、もはや三十歳ではない。そして友人達は引っ越し、ある者は死ぬ。そして両親は年老いて街路や建物は変わりゆき、おそらく五十歳の時には、午前二時頃にどこかで不安をかじっていることに人は気づく。

この落ち着きのない不安は、幸福とは反対のようである——実際そうである。しかし、もし私たちが頭の中に相反する二つの考えを同時に持つことが出来るなら、その二つがどういう訳か結びついていることを私たちは理解するかもしれない。

訳者あとがき

著者のナシア・ガミー氏は、うつ病、躁うつ病（気分障害）を専門とするイラン出身の米国精神科医で、現在タフツ大学で教鞭を執っている。脳神経外科医の父と美術史家の母を持ち、テヘランで出生して五歳の時に米国へ移住した。卒後の医学研修や臨床活動は主にボストン地区のハーバード関連施設で行い、その研修後に、医学就学前に修めた歴史学に加えて哲学や公衆衛生学の学位も取得している。ガミー氏による単著の日本語訳での出版は本書が五冊目で、前作が危機におけるリーダー達を扱った病跡学的な作品（A first rate madness, 邦訳「一流の狂気」）であり、本邦でも読者は広がりつつある。

その著者が、現代の精神科医療、特に気分障害をとりまく問題について、歴史的視点や思想的背景さらには科学的観点からその不都合なる現実と原因を鳥瞰し、解決への道案内を提示しているのが本書の内容である。

＊

昨今の米国においては、精神分析的な治療から薬物中心の治療へ振り子が振れ過ぎており（第十三章参照）、その背景にはＤＳＭなどによる医師の精神疾患の治療に対する考え方の変化とともに、保険制度の仕組みや製薬企業の売り込み行為が深く関与していると主張されている。私たちも自らの医療の実践が、製薬企業の論理でイメージされたいわゆる「企業精神医学」とも呼ばれるべきものに気押されていないかを自省しなくてはならない。なお、本邦では、精神科、心療内科のみならず、気分障害を専門としていない一般身体科においてさえ、「病気と一緒に宣伝された新規抗うつ薬」が安易に処方されかねない事態に陥っている点にも注目すべきである。もっともこれには、うつ病がもともと不眠、食思不振、便秘、下痢、頭痛、発熱といった自律神経系の変調による身体症状を伴う疾患であり、また「スティグマ」によって精神科などへの接近に抵抗があるために、最初は一般内科や他の身体科を受診する頻度が高い、という事情も手伝っている。

著者が提唱する「疾病うつ（Depression disease）」と「非疾病うつ（Depression nondisease）」の区別（第二章参照）は、今日の気分障害をめぐる医療の実情を考えると極めて重要と思われる。一見同じ抑うつ症状であっても、反復性の重症うつ病のように生物学的な基盤を持つものと、神経症的でありまた単一エピソードのように人生の困難における苦悩や葛藤に由来するものでは、自ずと治療の取り組みも異なるからである。すなわち、中長期の計画を見越した薬物中心の治療か、もしくは精神療法などの非薬物療法を軸とした治療なのかの違いとなる。これらが同じ「大うつ病性障害（ＭＤＤ）」として当たり前のように抗うつ薬処方が選択される現実は好ましくなく、後者の場合にはむしろ著者が言うように、「うつ」に実存的な意味を見出して人生の糧とする思慮の必要を意識すべきかもしれない。もちろん、生物学的なマーカーの探索などの基礎的な研究も、この診断分類（すなわちＭＤＤ）を用いるゆえに道に迷ってしまうのは、無理なきことに思える。ちなみに、ガミー氏自身は、本書から推測されるように、米国精神医学会によるプラグマティズムに強く影響された現行の精神疾患の診断と統計マニュアル（DSM-5,2013）は、再改定せずに終わりにすべきであると学術誌上でも主張している（Requiem for DSM: Psychiatric Times. July 17, 2013）。

＊

本書の中で私にとって最も印象に残ったのは、著者が引用したエマソンの『哲学は私たちの骨の一部になりうる。・・・』（第六章）、あるいはヤスパースの『私たちは意識的であれ無意識的であれいつもある哲学の特徴を持っている・・・』（第七章）、の部分であった。ポストモダニズムの思想に色濃く染まった現代の世界において、精神科医療のみならず、国際的な政治情勢をはじめとする社会全体の現実をみる新しい視座を手に入れた思いである。異なる利害や習慣、思想が複雑に対立、共存する現代社会の出来事を少なからず理解して未来へ前進するために、私共が道標にすべき心得とも言えよう。

本書は、精神科、心療内科などのメンタルヘルスを扱う専門家や関連領域の方々にとって、類書には見かけないある種の教科書的な内容を含んでいる。また、これらの専門家や医療関係者以外の方々にも、時代を映し出す一般教養書として興味深く手に取っていただけるのではなかろうか。本文中にはガミー氏が医学部卒業後の研修先を決めることになった恩師レストン・ヘイヴンズとの「人生を変えうる時間」での面談のエピソードなど（第十二章参照）、著者の治療者としての人柄が偲ばれる場面も紹介されている。なお、本文は読者に語りかけるように書かれており、各章立て毎の全十六回シリーズの身近な講義を本にしたような形と言ってよい。

最後に、この本と私の関わりについて少しふれたい。ここ数年、私は自分の臨床活動上の必要から双極性障害への関心を強くし、ガミー氏の発言にも興味を持っていた。いわゆる「双極スペクトラム障害の診断基準案」などで注目されていたためである。そのような中で本書を手にして三年が過ぎた。内容的には少し難解にみえる部分もあったが、丁寧に読めば理解出来るはずと思い翻訳を始めたのがきっかけである。星和書店のご厚意で出版の運びとなったことをここに感謝申し上げる。

二〇一八年　八月

菅原英世

Winnicott, D., 1986. *Home is where we start from: Essays by a psychoanalyst*. Norton, New York.

Wolff, S., 2000. The phenomenology of abnormal happiness: A translation from the German of William Mayer-Gross's doctoral thesis. *Philosophy, Psychiatry, & Psychology* 7: 295–306.

Wootton, D., 2006. *Bad medicine: Doctors doing harm since Hippocrates*. Oxford University Press, Oxford.

World Health Organization, 1990. *International classification of diseases and related health problems*, 10th ed. World Health Organization, Geneva, Switzerland.

Zimmerman, M., Ruggero, C. J., Chelminski, I., Young, D. 2008. Is bipolar disorder overdiagnosed? *Journal of Clinical Psychiatry* 69(6): 935–40.

Suter, R. E., 1988. Hippocratic thought: Its relationship to and between Andrew Taylor Still and Sir William Osler. *Journal of the American Osteopathic Association* 88: 1243–46, 1249–54.

Tanielian, T. L., et al., 2001. Datapoints: Trends in psychiatric practice, 1988–1998: II. Caseload and treatment characteristics. *Psychiatric Services* 52: 880.

Taylor, M. A., Fink, M., 2008. Restoring melancholia in the classification of mood disorders. *Journal of Affective Disorders* 105: 1–14.

Temkin, O., 2002. *"On second thought" and other essays in the history of medicine*. Johns Hopkins Press, Baltimore.

Thomas, L., 1995. *The youngest science: Notes of a medicine-watcher*. Penguin Press, New York.

Thoreau, H. D., 1854 (2004). *Walden*. Yale University Press, New Haven.

Tillich, P., 2000. *The courage to be*. Yale University Press, New Haven.

Turner, E. H., et al., 2008. Selective publication of antidepressant trials and its influence on apparent efficacy. *New England Journal of Medicine* 358: 252–60.

Ungvari, G. S., 1993. The Wernicke-Kleist-Leonhard school of psychiatry. *Biological Psychiatry* 34: 749–52.

Valliant, G. E., 1977. *Adaptation to life*. Little, Brown, Boston.

Vergne, D. E., Whitham, E. A., Barroilhet, S., Fradkin, Y., Ghaemi, S. N., 2011. Adult ADHD and amphetamines: A new paradigm. *Neuropsychiatry* 1: 591–98.

Vohringer, P. A., Ghaemi, S. N., 2011. Solving the antidepressant efficacy problem: Effect sizes in major depressive disorder. *Clinical Therapeutics*, 33: B49–B61.

Weissman, M. M., et al., 1996. Cross-national epidemiology of major depression and bipolar disorder. *JAMA* 276: 293–99.

Wicki, W., Angst, J., 1991. The Zurich Study. X. Hypomania in a 28– to 30-year-old cohort. *European Archives of Psychiatry and Clinical Neuroscience* 240: 339–48.

Wilbur, R., 1989. *New and collected poems*. Mariner Books, New York.

Salvatore, P., et al., 2002. Weygandt's *On the mixed states of manic-depressive insanity*: A translation and commentary on its significance in the evolution of the concept of bipolar disorder. *Harvard Review of Psychiatry* 10: 255–75.
Sartre, J.-P., 2001. *Being and nothingness*. Citadel, New York.
Semrad, E., 1984. *Semrad: The heart of a therapist*. Aronson, Northvale, NJ.
Shorter, E., 1985. *Bedside manners*. Simon and Schuster, New York.
Shorter, E., 1997. *A history of psychiatry*. Wiley, New York.
Shorter, E., 2009. *Before Prozac: The troubled history of mood disorders in psychiatry*. Oxford University Press, New York.
Simon, N. M., et al., 2004. Anxiety disorder comorbidity in bipolar disorder patients: Data from the first 500 participants in the Systematic Treatment Enhancement Program for Bipolar Disorder (STEP-BD). *American Journal of Psychiatry* 161: 2222–29.
Smith, D. J., Ghaemi, S. N., 2010. Is underdiagnosis the main pitfall when diagnosing bipolar disorder? Yes. *British Medical Journal* 340: c854.
Smith, G. E., 2010. A randomized controlled trial comparing the memory effects of continuation electroconvulsive therapy versus continuation pharmacotherapy: Results from the Consortium for Research in ECT (CORE) study. *Journal of Clinical Psychiatry* 71: 185–93.
Smith, S. (Ed.), 1985. *Twentieth century poetry*. St. James Press, Farmington Hills, MI.
Stone, A. A., 2001. "Psychotherapy in the managed care health market." *Journal of Psychiatric Practice* 7: 238–43.
Sullivan, H. S., 1940 (1953). *Conceptions of modern psychiatry*. Norton, New York.
Sullivan, H. S., 1954. *The psychiatric interview*. Norton, New York.
Surtees, P. G., Kendell, R. E., 1979. The hierarchy model of psychiatric symptomatology: An investigation based on present state examination ratings. *British Journal of Psychiatry* 135: 438–43.

Peirce, C. S., 1905 (1958). What pragmatism is. In *Selected writings*, edited by P. Weiner. Dover Publications, New York.

Phelps, J., Ghaemi, S. N., 2012. The mistaken claim of bipolar overdiagnosis: Solving the false positives problem for DSM-5/ICD-11. *Acta Psychiatrica Scandinavica*. August 17, E-pub ahead of print.

Pinel, P., 1806 (1983). *A treatise on insanity*. Classics of Medicine Library, Birmingham, AL.

Pope, H. G., Jr., Lipinski, J. F., Jr., 1978. Diagnosis in schizophrenia and manic-depressive illness: A reassessment of the specificity of "schizophrenic" symptoms in the light of current research. *Archives of General Psychiatry* 35, 811–28.

Quine, W. V. O., 1980 (1953). *From a logical point of view: Nine logico-philosophical essays*, 2nd rev. ed. Harvard University Press, Cambridge, MA.

Reik, T., 1948 (1998). *Listening with the third ear*. Farrar, Straus, and Giroux, New York.

Roazen, P., 1969. *Brother animal: The story of Freud and Tausk*. Knopf, New York.

Roazen, P., 1992a. *Freud and his followers*. Da Capo Press, New York.

Roazen, P., 1992b. *The trauma of Freud*. Transaction Publishers, Brunswick, NJ.

Roazen, P., 1995. *How Freud worked: First-hand accounts of his patients*. Aronson, Northvale, NJ.

Roazen, P., 1997. Finding oneself in exile. *Queen's Quarterly* 104: 404–13.

Robins, E. and Guze, S. B., 1970. Establishment of diagnostic validity in psychiatric illness: Its application to schizophrenia. *American Journal of Psychiatry* 126: 983–87.

Ross, D., Brook A., Thompson, D., 2000. *Dennett's philosophy: A comprehensive assessment*. MIT Press, Cambridge, MA.

Roth, M., Kerr, T., 1994. The concept of neurotic depression: A plea for reinstatement. In *The clinical appraoch in psychiatry*, edited by P. Pichot, W. Rein. Synthelabo, Paris.

Mojtabai, R., Olfson, M., 2010. National trends in psychotropic medication polypharmacy in office-based psychiatry. *Archives of General Psychiatry* 67: 26–36.

Nietzsche, F., 1874 (2004). *Thoughts out of season: Part I*. Kessinger Publishing, Whitefish, MT.

Nietzsche, F., 1968. *The will to power*, edited by W. E. Kaufmann. Viking, New York.

Nietzsche, F., 1977. *The portable Nietzsche*, edited by W. E. Kaufmann. Penguin, New York.

Nietzsche, F., 2000. *Basic writings of Nietzsche*, edited by W. E. Kauffman. Random House, New York.

Olfson, M., et al., 2002a. National trends in the outpatient treatment of depression. *JAMA* 287: 203–9.

Olfson, M., et al., 2002b. National trends in the use of outpatient psychotherapy. *The American Journal of Psychiatry* 159: 1914–20.

Olfson, M., et al., 2004. National trends in the outpatient treatment of anxiety disorders. *Journal of Clinical Psychiatry* 65: 1166–73.

Olfson, M., Pincus, H. A., 1994. Use of benzodiazepines in the community. *Archives of Internal Medicine* 154: 1235–40.

Orwell G., 1945 (1971). What is science? In *The collected essays: Journalism and letters of George Orwell*. Harcourt Trade Publishers, New York.

Orwell, G., 1952. *Homage to Catalonia*. Houghton Mifflin Harcourt, Boston, MA.

Orwell, G., 1958. *Selected writings*. Heinemann, London.

Osler, W., 1932. *Aequanimitas*, 3rd ed. The Blakiston Company, Philadelphia, PA.

Pande, A. C., Crockatt, J. G., Janney, C. A., Werth, J. L., Tsaroucha, G., 2000. Gabapentin in bipolar disorder: A placebo-controlled trial of adjunctive therapy. Gabapentin Bipolar Disorder Study Group. *Bipolar Disorder* 2: 249–55.

Paris, J. 2008. *Prescriptions for the mind: A critical view of contemporary psychiatry*. Oxford University Press, Oxford.

Kraepelin, E. *Manic-depressive insanity and paranoia*, translated by Mary Barclay. E. S. Livingstone, Edinburgh.

Leber, P., 2000. Clinical trials and the regulation of drugs. In *Oxford textbook of psychiatry*, 1st ed., edited by M. Gelder, J. Lopez-Ibor, and N. Andersen, 1247–52. Oxford University Press, Oxford.

Lifton, R. J., 1986. *The Nazi doctors*, Basic Books, New York.

Lowell, R., 1988. *Interviews and memoirs*, edited by J. Meyer. University of Michigan Press, Ann Arbor, MI.

MacIntyre, A. C., 1984. *After virtue: A study in moral theory*. University of Notre Dame Press, Notre Dame, IN.

Malkin, H. M., 1977. The influence of William Osler on the development of clinical laboratory medicine in North America. *Annals of Clinical and Laboratory Science* 7: 281–97.

Marguelis, A. M., 1989. *The empathic imagination*. Norton, New York.

Marinoff, L., 1999. *Plato, not Prozac!* HarperCollins, New York.

Martin, E., 2009. *Bipolar expeditions: Mania and depression in American culture*. Princeton University Press, Princeton, NJ.

May, R., 1953 (2009). *Man's search for himself*. Norton, New York.

May, R., 1994. *The discovery of being: Writings in existential psychology*. Norton, New York.

McHugh, P. R., 1987. William Osler and the new psychiatry. *Annals of Internal Medicine* 107: 914–18.

McHugh, P. R., Slavney P. R., 1986. *The perspectives of psychiatry*. Johns Hopkins University Press, Baltimore.

Menand, L., 2002. *The metaphysical club: A story of ideas in America*. Farrar, Strauss, and Giroux, New York.

Mencken, H. L., 1982. *A Mencken Chrestomathy*. Viking, New York.

Meyer, A., 1945. Reevaluation of Benjamin Rush. *The American Journal of Psychiatry* 101: 433–42.

Miklowitz, D. J., et al., 2007. Psychosocial treatments for bipolar depression: A 1-year randomized trial from the Systematic Treatment Enhancement Program. *Archives of General Psychiatry* 64: 419–26.

Jaspers K., 1963. *The atom bomb and the future of man*. University of Chicago Press, Chicago.

Jaspers, K., 1995. *The great philosophers*, 4 vols. Houghton Mifflin Harcourt, New York.

Jouanna, J., 1999. *Hippocrates*. Johns Hopkins University Press, Baltimore.

Kaplan, E. A. (Ed.), 1993. *Postmodernism and its discontents: Theories, practices*. Verso, London.

Kassirer, J. P., Wong, J. B., Kopelman, R. I., 2009. *Learning clinical reasoning*. Lippincott, Williams, and Wilkins, Philadelphia.

Keller, M. B., et al., 2000. A comparison of nefazodone, the cognitive behavioral-analysis system of psychotherapy, and their combination for the treatment of chronic depression. *New England Journal of Medicine* 342: 1462–70.

Kendler, K. S., Prescott, C. A., 2006. *Genes, environment, and psychopathology: Understanding the causes of psychiatric and substance use disorders*. Guilford Press, New York.

Kessler, R. C., et al., 2005. Prevalence and treatment of mental disorders, 1990 to 2003. *New England Journal of Medicine* 352: 2515–23.

Khayyam, O., 1983. *The Rubaiyat of Omar Khayyam*. St. Martin's Press, New York.

Kierkegaard, S., 1844 (1981). *The concept of anxiety*. Princeton University Press, Princeton.

King, M. L., 1963 (1981). *Strength to love*. Fortress Press, Philadelphia.

King, M. L., 1998. *A knock at midnight: Inspiration from the great sermons of Martin Luther King Jr*. Hachette Audio, New York.

Knauss, G., 2008. Karl Jaspers on philosophy and science. In *Karl Jaspers's philosophy: Exposition & interpretations*, edited by K. Salamun, G. J. Walters. Humanity Books, Amherst, NY.

Kojeve, A., 1980. *Introduction to the reading of Hegel*. Cornell University Press, Ithaca, NY.

Koukopoulos, A., Ghaemi, S. N., 2009. The primacy of mania: A reconsideration of mood disorders. *European Psychiatry* 24: 125–34.

Kramer, P. D., 1993. *Listening to Prozac*. Viking, New York.

Kramer, P. D., 2006. *Against depression*. Penguin, New York.

Havens, L. L., Vaillant, G. E., Price, B. H., Goldstein, M., Kim, D., 2001. Soundings: A psychological equivalent of medical percussion. *Harvard Review of Psychiatry* 9: 147–57.
Healy, D., 1998. *The antidepressant era*. Harvard University Press, Cambridge, MA.
Healy, D., 2004. *The creation of psychopharmacology*. Harvard University Press, Cambridge, MA.
Healy, D., 2008. *Mania: A short history of bipolar disorder*. Johns Hopkins University Press, Baltimore.
Healy, D., 2012. *Pharmageddon*. University of California Press, Berkeley.
Herper, M., 2006. The best-selling drugs in America. *Forbes*, February 27.
Hitchens, C., 2003. *Orwell's victory*. Penguin Press, New York.
Holmes, O. W., 1891. *Currents and counter-currents in medical science: Medical essays 1842–1882*. Houghton-Mifflin, Boston.
Horwitz, A., Wakefield, J., 2007. *The loss of sadness: How psychiatry transformed normal sorrow into depressive disorder*. Oxford University Press, Oxford.
Hume, D., 1748 (2008). *An enquiry concerning human understanding*. Oxford University Press, New York.
Jablensky, A., Hugler, H., Von Cranach, M., Kalinov, K., 1993. Kraepelin revisited: A reassessment and statistical analysis of dementia praecox and manic-depressive insanity in 1908. *Psychological Medicine* 23: 843–58.
James, W., 1897 (1956). *The will to believe and other essays in popular philosophy*. Dover Publications, New York.
James, W., 1901 (1958). *The varieties of religious experience*. Mentor Books, New York.
Jamison, K. R., 1995. *An unquiet mind*. Knopf, New York.
Jaspers, K., 1913 (1997). *General psychopathology*, 2 vols. Johns Hopkins University Press, Baltimore.
Jaspers, K., 1947 (2001). *The question of German guilt*. Fordham University Press, New York.
Jaspers, K., 1954 (2003). *Way to wisdom*. Yale University Press, New Haven.

Ghaemi, S. N., 2012. Taking disease seriously: Beyond "pragmatic" nosology. In *Philosophical issues in psychiatry*, vol. 2, *Nosology*, edited by K. S. Kendler and J. Parnas. Oxford University Press, Oxford.

Ghaemi, S. N., Boiman, E. E., Goodwin, F. K., 2000. Diagnosing bipolar disorder and the effect of antidepressants: A naturalistic study. *Journal of Clinical Psychiatry* 61: 804–8.

Ghaemi, S. N., Lenox, M. S., Baldessarini, R. J., 2001. Effectiveness and safety of long-term antidepressant treatment in bipolar disorder. *Journal of Clinical Psychiatry* 62: 565–69.

Gillett, G., 2004. *Bioethics in the clinic: Hippocratic reflections*. Johns Hopkins University Press, Baltimore.

Goldstein, S., 2002. *Console and classify: The French psychiatric profession in the nineteenth century*. University of Chicago Press, Chicago.

Goodwin, F. K., Jamison, K. R., 2007. *Manic depressive illness*, 2nd ed. Oxford University Press, Oxford.

Gorky, M., 2001. *My universities*. Penguin, New York.

Grahek, N. 2007. *Feeling pain and being in pain*. MIT Press, Cambridge, MA.

Grinker, R. R., Sr., Grinker, R. R., Jr., Timberlake, J., 1962. "Mentally healthy" young males (homoclites): A study. *Archives of General Psychiatry* 6: 405–53.

Grinker, R. R., Werble, B., 1974. Mentally healthy young men (homoclites) 14 years later. *Archives of General Psychiatry* 30: 701–4.

Havens, L. L., 1973 (1987). *Approaches to the mind: Movement of the psychiatric schools from sects toward science*. Harvard University Press, Cambridge, MA.

Havens, L. L., 1983. *Participant observation*. Aronson, Northvale, NJ.

Havens, L. L., 1986. *Making contact: Uses of language in psychotherapy*. Harvard University Press, Cambridge, MA.

Havens, L. L., 1989. *A safe place*. Harvard University Press, Cambridge, MA.

Havens, L. L., 1993. *Coming to life*. Harvard University Press, Cambridge, MA.

Havens, L. L., 1994. *Learning to be human*. Addison-Wesley, Reading, MA.

Havens, L. L., Ghaemi, S. N., 2005. Existential despair and bipolar disorder: The therapeutic alliance as a mood stabilizer. *American Journal of Psychotherapy* 59: 137–47.

Frank, E., et al., 1990. Three-year outcomes for maintenance therapies in recurrent depression. *Archives of General Psychiatry* 47: 1093–99.
Frankfurt, H., 2005. *On bullshit*. Princeton University Press, Princeton, NJ.
Frankl, V., 1959 (2000). *Man's search for meaning*. Beacon Press, New York.
Frankl, V., 1973 (1986). *The doctor and the soul*. Random House, New York.
Franklin, B., 1996. *Autobiography*. Dover Books, New York.
Freud, S., 1927. *The future of an illusion*. Hogarth, London.
Fukuyama, F., 2006. *The end of history and the last man*. Simon and Schuster, New York.
Galbraith, J. K., 2009. *The great crash: 1929*. Houghton Mifflin Harcourt, Boston.
Gazzaniga, M. S., 1998. *The mind's past*. University of California Press, Berkeley, CA.
Ghaemi, S. N. (Ed.), 2002. *Polypharmacy in psychiatry*. Marcel Dekker, New York.
Ghaemi, S. N., 2007. *The concepts of psychiatry: A pluralistic approach to the mind and mental illness*. Johns Hopkins University Press, Baltimore.
Ghaemi, S. N., 2008a. Toward a Hippocratic psychopharmacology. *Canadian Journal of Psychiatry* 53: 189–96.
Ghaemi, S. N., 2008b. Why antidepressants are not antidepressants: STEP-BD, STAR*D, and the return of neurotic depression. *Bipolar Disorder* 10: 957–68.
Ghaemi, S. N., 2009a. *The rise and fall of the biopsychosocial model: Reconciling art and science in psychiatry*. Johns Hopkins University Press, Baltimore.
Ghaemi, S. N., 2009b. The case for, and against, evidence-based psychiatry. *Acta Psychiatra Scandinavica* 119: 249–51.
Ghaemi, S. N., 2009c. *A clinician's guide to statistics and epidemiology in mental health: Measuring truth and uncertainty*. Cambridge University Press, Cambridge, UK.
Ghaemi, S. N., 2011. *A first-rate madness: Uncovering the links between mental illness and leadership*. Penguin Press, New York.

Diggins, J. P., 1995. *The promise of pragmatism: Modernism and the crisis of knowledge and authority*. University of Chicago Press, Chicago.

Drury, S., 1994. *Alexandre Kojeve: The roots of postmodern politics*. Macmillan, New York.

Eaves, L., Eysenck, J., Martin, H., 1989. *Genes, culture, and personality: An empirical approach*. Academic Press, London.

Edson, L. 1976. The dark secret of doctors, *New York Times Magazine*, July 4.

Ehrlich, L. (Ed.), 1975. *Karl Jaspers: Philosophy as faith*. University of Massachusetts Press, Amherst, MA.

Ehrlich, E., Ehrlich, L., Pepper, G. (Eds.), 1994. *Karl Jaspers: Basic philosophical writings*. Humanities Press, Atlantic Highlands, NJ.

Eisenberg, L., 2007. Furor therapeuticus: Benjamin Rush and the Philadelphia yellow fever epidemic of 1793. *The American Journal of Psychiatry* 164: 552–55.

Eliot, T. S., 1920. The love song of J. Alfred Prufrock, in *Prufrock and other observations*. Knopf, New York.

Elliott, C., 2010. *White coat, black hat: Adventures on the dark side of medicine*. Beacon Press, New York.

Emerson, R. W., 1850 (2000). *Representative men*. Cornell University Library, Ithaca, NY.

Emerson, R. W., 1883. *Essays: First series*. Houghton-Mifflin, Boston.

Erikson, E., 1968. On the nature of psycho-historical evidence: In search of Gandhi. *Daedalus* 97: 451–76.

Eysenck, H., 1953. *The structure of human personality*. Methuen, London.

Fink, M., Taylor. M. A., 2007. Electroconvulsive therapy: Evidence and challenges. *Journal of the American Medical Association* 298: 330–32.

Foucault, M., 1965 (1988). *Madness and civilization: A history of insanity in the age of reason*. Vintage, New York.

Frances, A., 2010a. *DSM* in philosophyland: Curiouser and curiouser. http://alien.dowling.edu/~cperring/aapp/bulletin.htm.

Frances, A., 2010b. The first draft of *DSM*-V. *British Medical Journal* 340: c1168.

Ashley, D., 1997. *History without a subject: The postmodern condition*. Westview Press, Boulder, CO.

Barber, C., 2008. *Comfortably numb: How psychiatry is medicating a nation*. Random House, New York.

Beckett, S., 2011. *The letters of Samuel Beckett: 1941–56*, edited by G. Craig, et. al. Cambridge University Press, Cambridge, UK.

Beer, M. D., 2000. The nature, causes, and types of ecstasy. *Philosophy, Psychiatry, and Psychology* 7: 311–15.

Bliss, M., 1999. *William Osler: A life in medicine*. Oxford University Press, Oxford.

Bloom, A., 1988. *The closing of the American mind*. Simon and Schuster, New York.

Brown, A. S., 2006. Prenatal infection as a risk factor for schizophrenia. *Schizophrenia Bulletin* 32: 200–2.

Bruchmuller, K., Meyer, T. D., 2009. Diagnostically irrelevant information can affect the likelihood of a diagnosis of bipolar disorder. *Journal of Affective Disorders* 116: 148–51.

Camac, C. (Ed.), 1921. *Counsels and ideals: From the writings of Sir William Osler*, 2nd ed. Oxford University Press, Oxford.

Campbell, J., 2001. Rationality, meaning, and the analysis of delusion. *Philosophy, Psychiatry, Psychology* 8: 89–100.

Camus, A., 1991. *The myth of Sisyphus and other essays*. Vintage, New York.

Cloninger, R., 2005. *The science of well-being*. Oxford University Press, Oxford, UK.

Coppi, C., 2005. I dressed your wounds, God healed you: A wounded person's psychology according to Ambroise Pare. *Ostomy Wound Management* 51: 62–64.

Dennett, D., 1992. The self as a center of narrative gravity. In *Self and consciousness: Multiple perspectives*, edited by F. S. Kessel, P. M. Cole, and D. L. Johnson. Erlbaum, Hillsdale, NJ.

Dennett, D., 2000. Postmodernism and truth. In *Proceedings of the Twentieth World Congress of Philosophy*, vol. 8, edited by J. Hintikka, S. Neville, E. Sosa, and A. Olsen. Philosophy Documentation Center, Charlottesville, VA.

参考文献

Abramson, J., 2005. *Overdosed America: The broken promise of American medicine*. HarperCollins, New York.

Adams, H., 1918. *The education of Henry Adams*. Houghton-Mifflin, Boston.

Alloy, L. B., Abramson, L. Y., 1988. Depressive realism: Four theoretical perspectives. In *Cognitive processes in depression*, edited by L. B. Alloy, 223–65. Guilford Press, New York.

American Psychiatric Association, 1980. *The diagnostic and statistical manual of mental disorders*, 3rd ed. American Psychiatric Association, Arlington, VA.

American Psychiatric Association, 1994. *The diagnostic and statistical manual of mental disorders*, 4th ed. American Psychiatric Association, Arlington, VA.

American Psychiatric Association, 2013. *The diagnostic and statistical manual of mental disorders*, 5th ed. American Psychiatric Association, Arlington, VA.

Angell, M., 2005. *The truth about the drug companies: How they deceive us and what to do about it*. Random House, New York.

Angst, J., Marneros, A., 2001. Bipolarity from ancient to modern times: Conception, birth and rebirth. *Journal of Affective Disorders* 67: 3–19.

Arendt, H., 1973. *The origins of totalitarianism*. Harcourt, Brace, and Jovanovich, New York.

Arendt, H., Jaspers, K., 1993. *Correspondence: 1926–1969*. Mariner Books, New York.

Aristotle, 1974. *The ethics of Aristotle: The Nichomachean ethics*, edited by J. A. K. Thomson. Penguin, Harmondsworth, UK.

Aristotle, 2009. *Metaphysics*, translated by W. D. Ross. Nuvision Publications, Sioux City, SD.

【ま】

【や】

【ら】

【た】

【な】

【は】

【さ】

語句索引

英数字

【あ】

【か】

【マ】

【ヤ】

【ラ】

【サ】

【タ】

【ナ】

【ハ】

人名索引

【ア】

【カ】

【著者略歴】
ナシア・ガミー（Nassir Ghaemi）
1966年イラン生まれ。5歳で両親とともに米国へ移住。ヴァージニア州にて育ち，マクリーン高校を卒業（1984），ジョージ・メイソン大学で歴史学の学位（BA）を取得（1986）。ヴァージニア医科大学卒業（MD）後には，タフツ大学で哲学の学位（MA）（2001）を，ハーバード大学で公衆衛生の学位（MPH）（2004）を取得。現在，米国タフツ大学精神科教授（ボストン），気分障害プログラムを主宰する。また，Acta Psychiatrica Scandinavica の副編集長も務めている。詳しくは自身のホームページ参照。http://www.nassirghaemi.com/

【訳者略歴】
菅原英世（すがはら ひでよ）
1959年東京生まれ。横浜緑ヶ丘高校，北海道大学医学部を卒業。1986年九州大学心療内科に入局。1996年から1999年まで大分大学医学部臨床薬理学，1999年より2005年まで九州大学病院心療内科において，教官として勤務。同時期を通して，八幡厚生病院非常勤勤務。2005年すがはら天神クリニックを開設（福岡市）。日本心身医学会，日本臨床薬理学会，日本臨床精神神経薬理学会，日本精神神経学会の各専門医。医学博士。

「うつ」について

――現代の世界における薬物，診断，そして絶望――

2018年12月3日　初版第1刷発行

著　者　ナシア・ガミー

訳　者　菅原英世

発行者　石澤雄司

発行所　株式会社星和書店

〒168-0074　東京都杉並区上高井戸1-2-5

電話　03（3329）0031（営業部）／03（3329）0033（編集部）

FAX　03（5374）7186（営業部）／03（5374）7185（編集部）

http://www.seiwa-pb.co.jp

印刷・製本　中央精版印刷株式会社

Printed in Japan　ISBN978-4-7911-0998-2

双極うつ病

包括的なガイド

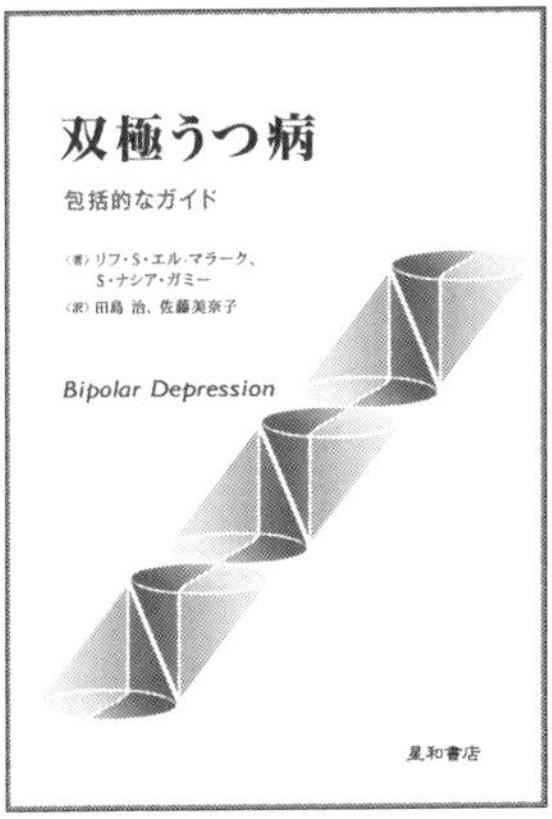

〈編〉リフ・S・エル-マラーク，
　　　S・ナシア・ガミー
〈訳〉田島治，佐藤美奈子

A5判　312p
定価：本体 3,500円+税

本書は、わが国でも注目を集めている米国の若手精神科医ナシア・ガミーの編集により、現在世界の主流となりつつある主張を、それぞれ最適な研究者がバランスよく紹介している。様々な抗うつ薬の投与によっても回復に至らない患者にどう対応するのかが大きな課題となっている。難治の慢性化例では、うつ状態の後に軽い気分の高揚や軽躁状態を呈し、それを繰り返すことも多い。このような症例を患者の示す気分のスイッチや反復性などの縦断的経過の特徴とともに、遺伝負因や気質などの素因、横断病像の特徴という視点から、広い意味での双極性障害ととらえたガミーの双極スペクトラム障害の概念は、臨床的にも有用である。本書は、双極うつ病という視点から、診断、疫学、遺伝研究、薬物療法、心理社会的な治療アプローチ、今後の課題までを分かりやすく解説する。10 年、20 年と治らないうつ病患者が急増している今日、いわゆる新型うつ病をめぐる議論とは異なり、医学モデルでの対応が中心となる双極うつ病を理解することは、第一線で苦労している臨床家にとって、極めて重要である。

発行：星和書店　http://www.seiwa-pb.co.jp